子宫疾病用药与食疗

主　编

陈惠中　陈　斌

副主编

王曙东　陈　胜　熊　超

编　者

陆健敏　孟　音　朱华路　张文君

徐　锋　陈晓清　王晓婧　熊　超

陈　胜　王曙东　陈　斌　陈惠中

金盾出版社

内 容 提 要

本书介绍了功能性子宫出血、子宫内膜炎（子宫肌炎）、子宫肌瘤、子宫脱垂、子宫内膜异位症、子宫内膜癌、子宫肉瘤、子宫颈炎和子宫颈癌等疾病的西医用药、中医用药与食疗。内容深入浅出、通俗易懂、操作简便，突出了科普性、实用性和群众性，既适合广大城乡女性家庭实践，又适合广大基层医护人员参考应用。

图书在版编目(CIP)数据

子宫疾病用药与食疗/陈惠中，陈斌主编．—北京：金盾出版社，2019．5

ISBN 978-7-5186-1434-9

Ⅰ．①子…　Ⅱ．①陈…　②陈…　Ⅲ．①子宫疾病—用药法②子宫疾病—食物疗法　Ⅳ．①R711．740．5　②R247．1

中国版本图书馆 CIP 数据核字(2018)第 183243 号

金盾出版社出版、总发行

北京太平路 5 号（地铁万寿路站往南）

邮政编码：100036　电话：68214039　83219215

传真：68276683　网址：www.jdcbs.cn

三河市双峰印刷装订有限公司印刷、装订

各地新华书店经销

开本：850×1168　1/32　印张：4．25　字数：105 千字

2019 年 5 月第 1 版第 1 次印刷

印数：1～5 000 册　定价：13．00 元

前　言

子宫作为女性最大最重要的生殖器官，由于受月经、怀孕、生产等影响，易引起感染、损伤、增生和恶变，如功能性子宫出血、子宫内膜炎(子宫肌炎)、子宫肌瘤、子宫脱垂、子宫内膜异位症、子宫内膜癌、子宫肉瘤、子宫颈炎和子宫颈癌等疾病，给女性带来巨大痛苦。我们编写《子宫疾病用药与食疗》的目的，是为了普及子宫疾病防治知识，通过西医用药、中医用药和食疗等方法，使女性远离子宫疾病的困扰。

本书共分九部分，包括功能性子宫出血、子宫内膜炎(子宫肌炎)、子宫肌瘤、子宫脱垂、子宫内膜异位症、子宫内膜癌、子宫肉瘤、子宫颈炎和子宫颈癌等疾病的西医用药、中医用药与食疗。本书内容深入浅出、通俗易懂、操作简便，突出了科普性、实用性和群众性，既适合广大城乡女性家庭实践，又适合广大基层医护人员参考应用。

本书引用了国内外妇科权威专家的最新科研成果，在此，对他(她)们的辛勤劳动，表示衷心的感谢！因编者水平有限，书中难免有错误和不足，恳请广大读者批评指正。

陈惠中

目 录

第一章 功能性子宫出血用药与食疗

功能性子宫出血是指女性神经内分泌功能障碍所致的子宫出血，无全身或生殖系统器质性病变。功能性子宫出血为妇科常见病，通常分为无排卵型功能性子宫出血和排卵型功能性子宫出血。功能性子宫出血发生于围绝经期约占50%，发生于生育期约占30%，发生于青春期约占20%。围绝经期女性卵巢功能衰竭，生育期女性过度劳累，青春期女性下丘脑月经周期中枢发育迟缓，以及精神高度紧张或抑郁、营养不良、环境和气候改变等，都是导致功能性子宫出血的常见病因。当这些病因干扰下丘脑-垂体-卵巢轴系统功能，引起卵巢功能失调，发生排卵障碍、黄体发育不全或萎缩，导致卵巢激素（雌激素、孕激素）分泌紊乱，影响子宫内膜功能，使子宫内膜不规则脱落，产生功能性子宫出血。功能性子宫出血主要临床表现为月经量增多、月经期延长、月经周期缩短或延长，或完全不规则子宫出血等。而子宫长期出血，又可造成不同程度的贫血。

功能性子宫出血属于中医学“崩漏”范畴。凡不在行经期间，子宫大量出血，或持续下血、淋漓不断，称为“崩漏”，亦称“崩中漏下”。来势急、出血量多，称为“崩”；出血量少，或淋漓不断，称为“漏”。《医学入门》曰：“凡非时血，淋漓不断，谓之漏下；急然暴下，若山崩然，谓之崩中”。崩与漏的临床表现虽然不同，但发病机制一致，在功能性子宫出血发生、发展过程中，常可互相转化。若崩日久，气血大衰，可成漏；若久漏不止，病势日进，亦能成崩。根据功能性子宫出血临床表现，中医学将功能性子宫出血辨证分为血热实证型、阴虚血热型、气滞血瘀型、脾气虚型、肾阴虚型、肾阳虚型等施治。

一、功能性子宫出血西医用药

1. 功能性子宫出血治疗原则

(1)一般治疗。注意休息与营养,不过分紧张,适当锻炼,生活规律,均有利于功能性子宫出血的恢复。

(2)围绝经期功能性子宫出血。以止血、促进绝经为主进行治疗。

(3)生育期、青春期功能性子宫出血。以止血、调节月经周期、促进排卵为主进行治疗。

(4)排卵型功能性子宫出血。针对不同病因进行治疗。

(5)止血。先应用雌激素,再应用孕激素,还可应用雄激素。

2. 功能性子宫出血防治措施

(1)止血、补血。维生素 K,每次 8 毫克,每日 3 次,口服;或卡巴克洛,每次 10 毫克,每日 1 次,肌内注射。宜同时服用维生素 C、钙片、硫酸亚铁等 2～3 个月。

(2)缩宫。若出血量较多,可应用收缩子宫药。麦角新碱,每次 0.2 毫克,每日 1 次,肌内注射;或垂体后叶素(或催产素),每次 10 单位,每日 1 次,肌内注射。

(3)手术。有临床指征,生育期,用药治疗无效,可行刮宫术;极重症,内科治疗无效,可行子宫全切术。

3. 功能性子宫出血雌激素替代用药方

(1)苯甲酸雌二醇,每次 4～6 毫克,每日 1 次,肌内注射。血止后,逐渐递减至每次 1 毫克,每日 1 次,肌内注射,连用 21 日后停用;从第 14 日开始,加黄体酮,每次 10 毫克,每日 1 次,肌内注射,连用 7 日。

(2)戊酸雌二醇,每次 1 毫克,每日 1 次,口服;从月经第 1～2 日开始,连用 21 日;从第 15 日开始,加黄体酮,每次 10 毫克,每日 1 次,肌内注射,连用 7 日。

(3)出血量较多,或出血时间较长。戊酸雌二醇,第 1 日每次 5 毫克,每日 1 次,口服;然后每日递减 1 毫克,减至每次 1 毫克,每日 1 次，口服。若出现恶心、呕吐等不良反应，可加服维生素 B_6、维生素 C。

4. 功能性子宫出血雌激素用药方

(1)苯甲酸雌二醇，每次 2～4 毫克，每日 1～2 次，肌内注射，连用 20 日为 1 个疗程。

垂体肿瘤、高血压、冠状动脉粥样硬化性心脏病、严重肝功能损害、妊娠期、哺乳期等禁用，肥胖等慎用，密切观察有无乳房增大。

(2)结合雌激素，每次 1～4 毫克，每日 1～2 次，口服，连用 20 日为 1 个疗程。

用药前应做全面体检，告诉患者可能出现乳房触痛、恶心、呕吐、头发脱落等不良反应，警惕出现高凝状态，禁用于妊娠期。

(3)戊酸雌二醇，每次 1～4 毫克，每日 1～2 次，口服，连用 20 日为 1 个疗程。

用药前应做全面体检，饭后服药，不能随意停药，要完成整个疗程；妊娠期、严重肝功能损害等禁用。

5. 功能性子宫出血孕激素用药方

若应用雌激素无效，可应用孕激素。

(1)黄体酮，每次 20～40 毫克，每日 1 次，肌内注射，连用 5～7 日。

(2)甲羟孕酮，每次 10～20 毫克，每日 1 次，口服，连用 5～7 日。

应用雌激素、孕激素，血止后，每 3 日递减剂量 1 次，每次减量不宜超过前面用药量的 1/3，减至维持量，连用至血止后 20 日停药；停药后 3～7 日，可出现撤药性出血；防止减药量过大，出现突发性出血。

6. 功能性子宫出血雄激素用药方

若应用雌激素、孕激素无效，可慎用雄激素。

丙酸睾酮，每次 25～50 毫克，每日 1～2 次，肌内注射。

每月总用量不宜超过 300 毫克，告诉患者可能出现女性男性化等不良反应，密切观察肝功能，严重肝功能损害、妊娠期、哺乳期等禁用。

应用激素类制剂，还应注意以下几点：①可能导致转氨酶升高，故应定期复查肝功能。②血止后，青春期功能性子宫出血必须应用雌激素、孕激素序贯疗法，围绝经期功能性子宫出血必须应用雌激素、孕激素疗法，调整月经周期2～3个月。③青春期功能性子宫出血，以恢复排卵作为治愈标志。④若治疗效果不理想，应及时手术治疗；手术治疗以刮宫术最为常用，既能明确诊断，又能迅速止血。

7. 排卵型功能性子宫出血用药方

(1)氯米芬，每次50毫克，每日1次，口服，从月经第5日开始，连用7日。

(2)黄体酮，每次10毫克，每日1次，肌内注射，从排卵后开始，连用10日。

(3)甲羟孕酮，每次20毫克，每日1次，口服，从下次月经前第8日开始，连用7日。

8. 无排卵型功能性子宫出血用药方

(1)己烯雌酚，每次2毫克，每8小时1次，口服。

(2)苯甲酸雌二醇，每次2毫克，每8小时1次，肌内注射。

(3)黄体酮，每次20毫克，每日1次，肌内注射。

(4)丙酸睾酮，每次50毫克，每日1次，肌内注射。

(5)结合雌激素，每次2.5毫克，每日1次，口服，连用20日。

(6)戊酸雌二醇，每次1～4毫克，每日1次，口服，连用20日。

9. 无排卵型功能性子宫出血调整月经周期用药方

己烯雌酚，每次1毫克，每晚1次，口服，从出血第5日开始，连用20日；接黄体酮，每次10毫克，每日1次，肌内注射，从服药第16日开始，连用5日。

停药后3～7日，可出现撤药性出血；从出血第5日开始，重复用药，连用3个月经周期。

10. 无排卵型功能性子宫出血促进排卵用药方

氯米芬，每次 50 毫克，每日 1 次，口服，从出血第 5 日开始，连用 20 日。

氯米芬能使增生过长的子宫内膜转化为分泌期，停药后即可出现撤药性出血。适用于生育期、围绝经期功能性子宫出血。

二、功能性子宫出血中医用药

1. 功能性子宫出血辨证施治方

(1)血热实证型功能性子宫出血。主症可见非月经期阴道出血、突然大下或淋漓不断又突然增多，血色鲜红或深红、质较稠或有血块，小腹疼痛、发热、口渴烦热、小便黄、大便干结，舌质红、舌苔黄或黄腻，脉洪数。宜采用清热凉血止血等治则。药用炙龟甲(先煎)、生牡蛎、生藕节、棕榈炭、地榆、仙鹤草、侧柏叶各 15 克，生地黄、地骨皮、黄芩、焦栀子各 12 克，阿胶(烊化冲服)10 克，生甘草 6 克。每日 1 剂，水煎取汁，分 2 次服用。

(2)阴虚血热型功能性子宫出血。主症可见非月经期阴道出血、量少淋漓或量多势急，血色鲜红、质稠，心烦潮热、小便黄少、大便燥结，舌边尖红、舌苔薄黄，脉细数。宜采用滋阴清热、凉血止血等治则。药用山药、续断各 15 克，熟地黄、生地黄、地骨皮、山茱萸、白芍、黄芩、黄檗各 10 克，甘草 6 克。每日 1 剂，水煎取汁，分 2 次服用。

(3)气滞血瘀型功能性子宫出血。主症可见阴道出血量时多时少、淋漓不断或突然大下、血色紫暗夹血块，小腹疼痛拒按、血块下后痛减，舌质正常或有紫点，脉沉涩。宜采用理气活血、祛瘀调经等治则。药用白芍、血余炭各 12 克，熟地黄、当归、川芎、五灵脂(布包)、蒲黄(布包)、炒香附各 10 克，三七粉(冲服)6 克。每日 1 剂，水煎取汁，分 2 次服用。

(4)脾气虚型功能性子宫出血。主症可见阴道出血量多或淋漓不断、血色淡红，面目水肿、精神不振、四肢倦怠、气短懒言、不思饮食、腹胀便溏，舌质淡、舌苔白腻，脉虚弱。宜采用补气摄血止血等治则。药用黄芪、仙鹤草各20克，白术、茯苓各15克，人参、熟地黄、生姜、升麻各10克。每日1剂，水煎取汁，分2次服用。

(5)肾阴虚型功能性子宫出血。主症可见月经先后无定期，阴道出血淋漓不断或量多，血色鲜红、质较稠，头昏耳鸣、腰膝酸软、心烦多梦，舌质红、舌苔少，脉细数。宜采用滋肾益阴、清热止血、调经等治则。药用女贞子、墨旱莲、山药各15克，鹿角胶(烊化冲服)、菟丝子、枸杞子、龟甲胶(烊化冲服)各12克，熟地黄、山茱萸、牛膝各10克。每日1剂，水煎取汁，分2次服用。

(6)肾阳虚型功能性子宫出血。主症可见月经先后无定期，阴道出血淋漓不断或量多，血色淡、质稀，畏寒肢冷、面色晦暗、腰膝酸软、小便清长，舌质淡、舌苔薄白，脉沉细。宜采用温肾固冲、止血调经等治则。药用制附子(先煎)、赤石脂、禹余粮各15克，菟丝子、枸杞子、杜仲、山药各12克，熟地黄、当归、山茱萸、鹿角胶(烊化冲服)各10克。每日1剂，水煎取汁，分2次服用。

2. 功能性子宫出血秘验方

(1)续断、山药各15克，黄檗、白芍各12克，生地黄、熟地黄、仙鹤草、黄芩各10克，生甘草6克。每日1剂，水煎取汁，分2次服用。具有清热凉血止血等作用，适用于血热实证型功能性子宫出血。

(2)生石膏(打碎)、知母各15克，黄芩、牡丹皮、焦栀子、生地黄、地骨皮、地榆、阿胶(烊化)、生藕节、炙龟甲、牡蛎粉、沙参各12克，黄檗、仙鹤草、棕榈炭各10克，生甘草4克。每日1剂，水煎取汁，分2次服用。具有清热凉血、固冲止血等作用，适用于血热实证型功能性子宫出血。

(3)白茅根、生地黄各15克，黄芩、白芍、海螵蛸各10克，牡丹皮9克，血余炭、茜草根各6克。每日1剂，水煎取汁，分3次服用。具有清热凉血止血等作用，适用于血热实证型功能性子宫出血。

(4)生牡蛎20～30克，生地黄15克，仙鹤草、牡丹皮各12克，椿根皮、白芍、侧柏炭各10克，益母草、柴胡各6克。每日1剂，水煎取汁，分2次服用。具有清热凉血止血等作用，适用于血热实证型功能性子宫出血。

(5)当归、白芍、牡丹皮、川楝子、枳实、牛膝、生地黄、青皮各15克，柴胡、甘草各10克。每日1剂，水煎取汁，分2次服用。具有调气活血等作用，适用于气滞血瘀型功能性子宫出血。

(6)仙鹤草、阿胶珠各12克，益母草、香附、茜草炭各10克，柴胡6克。每日1剂，水煎取汁，分2次服用。具有化瘀止血、固本生新等作用，适用于气滞血瘀型功能性子宫出血。

(7)女贞子、墨旱莲各15克，麦门冬、白芍各12克，生地黄、熟地黄、地骨皮、知母各10克，甘草6克。每日1剂，水煎取汁，分2次服用。具有滋阴清热、凉血止血等作用，适用于阴虚血热型功能性子宫出血。

(8)山药15克，生地黄、熟地黄、白芍、续断、黄芩、黄檗、人参、麦门冬各12克，五味子9克，甘草6克。每日1剂，水煎取汁，分2次服用。具有滋阴养血、清热止血等作用，适用于阴虚血热型功能性子宫出血。

(9)山茱萸15克，人参、沙参、麦门冬、熟地黄、车前子(布包)各12克，玄参、玉竹、牛膝、五味子各10克。每日1剂，水煎取汁，分2次服用。具有养阴清热、固冲止血等作用，适用于阴虚血热型功能性子宫出血。

(10)生地黄、煅牡蛎、冬桑叶各30克，煅龙骨15克，墨旱莲15克，蒲黄炭10克。每日1剂，水煎取汁，分2次服用。具有养阴清热、固涩止血等作用，适用于阴虚血热型功能性子宫出血。

(11)黄芪、熟地黄各30克，白术、山药、升麻、海螵蛸各15克，党参、黑枣各10克。每日1剂，水煎取汁，分2次服用。具有补气摄血止血等作用，适用于脾气虚型功能性子宫出血。

(12)熟地黄30克，黄芪20克，炒白术15克，人参、当归各12克，姜炭6克。每日1剂，水煎取汁，分2次服用。具有健脾益气、固冲止崩等作用，适用于脾气虚型功能性子宫出血。

(13)炙黄芪50克，煅牡蛎30克，人参、阿胶(烊化)各20克，山药、炒白芍、熟地黄、杜仲、海螵蛸各15克，生白术10克，炙升麻、炙甘草各6克。每日1剂，水煎取汁，分3次服用。具有益气补中、升阳摄血等作用，适用于脾气虚型功能性子宫出血。

(14)党参40～60克，黄芪40～50克，当归、柴胡、生白术各10～15克，陈皮、升麻各6～10克，炙甘草6克。每日1剂，水煎取汁，分2次服用。具有补中益气、升阳举陷等作用，适用于脾气虚型功能性子宫出血。

(15)黄芪、桂圆、酸枣仁、茯苓各30克，党参24克，白术、当归、木香各15克，远志10克，炙甘草9克，生姜5片，大枣1个。每日1剂，水煎取汁，分2次服用。具有补气摄血、健脾扶中等作用，适用于脾气虚型功能性子宫出血。

(16)红参20克，白芷、藁本、黄芪各15克，炒防风、荆芥炭、羌活、独活、白术、当归各10克，升麻、柴胡、甘草各5克。每日1剂，水煎取汁，分2次服用。具有升阳固脱、益气摄血等作用，适用于脾气虚型功能性子宫出血。

(17)岗稔30～50克，制何首乌、地稔根各30克，党参20～30克，白术、桑寄生各15～30克，赤石脂20克，熟地黄15～20克，棕榈炭10～15克，炙甘草9～15克。每日1剂，水煎取汁，分2次服用。具有补气摄血等作用，适用于脾气虚型功能性子宫出血。

(18)熟地黄、当归、枸杞子各15克，菟丝子、巴戟天、杜仲各12克，肉桂、炙甘草各10克。每日1剂，水煎取汁，分2次服用。具有温肾固冲、止血调经等作用，适用于肾阳虚型功能性子宫出血。

(19)杜仲、熟地黄、山药各15克，山茱萸、菟丝子、枸杞子各12克，制附子、当归各10克，鹿角胶(烊化)9克，肉桂3克。每日1剂，水煎取汁，分2～3次服用。具有温肾固冲、止血调经等作用，适用于肾阳虚型功能性子宫出血。

(20)生黄芪、煅牡蛎(先煎)各30克,生地黄炭20克,潞党参、白芍各12克,制附子、阿胶(烊化)各10克,炒当归、炮姜炭各10克。每日1剂,水煎取汁,分2次服用。具有补肾健脾、温阳止血等作用,适用于脾气虚型、肾阳虚型功能性子宫出血。

(21)炒地榆、黄芪各40克,海螵蛸、熟地黄各20克,山药、白术、巴戟天、菟丝子、续断、桑寄生各15克。每日1剂,水煎取汁,分2～3次服用。具有补阳益气等作用,适用于肾阳虚型功能性子宫出血。

(22)制何首乌30克,党参20～30克,菟丝子、黄精各25克,熟地黄、金樱子、桑寄生各20克,白术、续断、鹿角胶(烊化)、枸杞子各15克,炙甘草10克。每日1剂,水煎取汁,分2次服用。具有补肾固冲、益气调经等作用,适用于脾气虚型、肾阳虚型功能性子宫出血。

(23)黄芪30克,续断、杜仲、熟地黄、山药各15克,菟丝子、枸杞子、山茱萸、淫羊藿、女贞子、墨旱莲各12克,鹿角胶(烊化)10克。每日1剂,水煎取汁,分2次服用。具有补肾固冲、调经止血等作用,适用于肾阳虚型功能性子宫出血。

(24)熟地黄30克,墨旱莲、山药各15克,鹿角胶(烊化)、龟甲(先煎)、杜仲、炙甘草各10克。每日1剂,水煎取汁,分2次服用。具有益肾滋阴、清热止血、调经等作用,适用于肾阴虚型功能性子宫出血。

(25)熟地黄、山药各15克,山茱萸、枸杞子、菟丝子各12克,女贞子、墨旱莲、牛膝各10克,鹿角胶(烊化)、龟甲胶(先煎)各9克。每日1剂,水煎取汁,分2次服用。具有滋补肝肾、调经止血等作用,适用于肾阴虚型功能性子宫出血。

(26)南沙参、生牡蛎各20克,仙鹤草、阿胶珠各12克,枸杞子、墨旱莲各10克,柴胡6克,莲子心3克。每日1剂,水煎取汁,分2次服用。具有滋阴清热、固冲止血等作用,适用于阴虚血热型功能性子宫出血。

(27)煅牡蛎30克,墨旱莲20克,生蒲黄(布包)15克,生地黄、白芍、党参各12克,炙龟甲、牡丹皮炭、黑芥穗各9克。每日1剂,水煎取汁,分2次服用。具有益肾滋阴、清热止血等作用,适用于肾阴虚型功能性子宫出血。

(28)炙龟甲(先煎)、牡蛎粉、生藕节、棕榈炭、地榆、仙鹤草、侧柏叶各15克,黄芩、焦栀子、生地黄、地骨皮各12克,阿胶(烊化)10克,生甘草6克。每日1剂,水煎取汁,分2次服用。具有清热凉血、固冲止血等作用,适用于血热实证型无排卵型功能性子宫出血。

(29)续断、山药各15克,熟地黄、生地黄、地骨皮、山茱萸、白芍、黄芩、黄檗各10克,甘草6克。每日1剂,水煎取汁,分2次服用。具有滋阴凉血、固冲止血等作用,适用于阴虚血热型无排卵型功能性子宫出血。

(30)黄芪、仙鹤草各30克,白术15克,人参、熟地黄、当归、升麻、生姜各10克。每日1剂,水煎取汁,分2次服用。具有补脾益气、固冲止血等作用,适用于脾气虚型无排卵型功能性子宫出血。

(31)白芍、血余炭各12克,熟地黄、当归、川芎、五灵脂(布包)、蒲黄(布包)、炒香附各10克,三七粉(冲服)6克。每日1剂,水煎取汁,分2次服用。具有化瘀理气、调冲止血等作用,适用于气滞血瘀型无排卵型功能性子宫出血。

(32)山药、女贞子、墨旱莲各15克,菟丝子、枸杞子、鹿角胶(烊化)、龟甲胶(先煎)各12克,熟地黄、山茱萸、牛膝各10克。每日1剂,水煎取汁,分2次服用。具有滋肾养阴、固冲止血等作用,适用于肾阴虚型无排卵型功能性子宫出血。

(33)制附子(先煎)、赤石脂、禹余粮各15克,菟丝子、枸杞子、杜仲、山药各12克,熟地黄、当归、山茱萸、鹿角胶(烊化)各10克,肉桂6克。每日1剂,水煎取汁,分2次服用。具有温肾助阳、固冲止血等作用,适用于肾阳虚型无排卵型功能性子宫出血。

(34)煅牡蛎30克(先煎),海螵蛸20克,炒地榆、蒲黄炭(布包)各15克,生地黄、熟地黄、山茱萸、白芍、山药、续断、杜仲、桑寄生、阿胶(烊化)各12克。每日1剂,水煎取汁,分2次服用。具有滋阴补肾、固冲止血等作用,适用于肾阴虚型青春期无排卵型功能性子宫出血。

(35)马齿苋25克,女贞子、墨旱莲、枸杞子、菟丝子、生地黄、仙鹤草各15克,炒白芍、槐花、玄参、阿胶珠、地榆炭、椿根皮、茜草各10克。每日1剂,水煎取汁,分2次服用。具有滋阴补肾、调经止血等作用,适用于肾阴虚型青春期无排卵型功能性子宫出血。

(36)女贞子、墨旱莲、生地黄、地骨皮、仙鹤草各15克,泽泻、山茱萸、黑栀子、茜草各12克,香附10克,肉桂6克。每日1剂,水煎取汁,分2次服用。具有滋补肝肾、凉血宁血等作用,适用于阴虚血热型排卵型功能性子宫出血。

3. 功能性子宫出血成药方

(1)荷叶丸。由荷叶、栀子、生地黄炭、白茅根炭、藕节制成。每次2丸,每日2次,温开水送服。具有清热凉血止血等作用,适用于血热实证型功能性子宫出血。

(2)知柏地黄丸。由知母、黄檗、熟地黄、山药、山茱萸、牡丹皮、泽泻、茯苓制成。每次1丸,每日2次,温开水送服。具有滋阴清热、凉血止血等作用,适用于阴虚血热型功能性子宫出血。

(3)丹七片。由丹参、三七制成。每次3～5片,每日2次,温开水送服。具有活血化瘀、调经止血等作用,适用于气滞血瘀型功能性子宫出血。

(4)人参归脾丸。由人参、黄芪、茯苓、白术、远志、桂圆制成。每次1丸,每日2次,温开水送服。具有益气健脾、摄血调经等作用,适用于脾气虚型功能性子宫出血。

(5)河车大造丸。由紫河车、熟地黄、龟甲、天门冬、麦门冬、党参制成。每次1丸,每日2次,温开水送服。具有滋阴益肾、清热止血等作用,适用于肾阴虚型功能性子宫出血。

(6)金匮肾气丸。由熟地黄、山药、山茱萸、牡丹皮、泽泻、茯苓、肉桂、附子制成。每次 8～10 粒,每日 2 次,温开水送服。具有补益肾气、温阳利水、固冲止血等作用,适用于肾阳虚型功能性子宫出血。

4. 功能性子宫出血煎剂方

(1)柏叶止血汤。当归、川芎、炒白芍、茯苓、柏叶炭、地榆炭、焦山楂、生地黄炭各 25 克,炒蒲黄(布包)、炒栀子、炒荆芥各 15 克,炒生姜炭 5 片。随症加减用药。①实热甚:加炒大黄 15 克。②血瘀:加丹参 25 克、五灵脂 15 克。③肾虚:加炒杜仲 25 克。每日 1 剂,水煎取汁 2 次,合并药汁,分 2 次服用;第 1 次晚饭后服用,第 2 次早饭后服用,连用 15 日为 1 个疗程。具有清热凉血止血等作用,适用于血热实证型功能性子宫出血。

(2)清经汤。桑叶、益母草、仙鹤草、地榆各 30 克,生地黄、白芍各 15～30 克,海螵蛸 20 克,墨旱莲、鹿衔草各 15 克,地骨皮、牡丹皮、女贞子、茜草各 10 克,黄檗、青蒿各 6 克。随症加减用药。①火重:加寒水石 30 克、贯众 10 克。②久漏不止或淋漓不断:去益母草,加阿胶、花蕊石各 15 克。③气滞:加制香附、川楝子各 10 克。④腰酸痛:加续断、杜仲、山茱萸各 10 克。每日 1 剂,水煎取汁,分早晚 2 次服用;月经期连用 7 日,月经结束后,服用六味地黄丸或知柏地黄丸,以巩固疗效。具有滋阴清热、凉血止血等作用,适用于阴虚血热型功能性子宫出血。

(3)逐瘀止崩汤。煅龙骨(先煎)、煅牡蛎(先煎)、阿胶(烊化冲服)各 12 克,当归、川芎、三七、五灵脂、茜草、牡丹皮、艾叶、海螵蛸各 10 克,没药 6 克。每日 1 剂,水煎取汁,分 2 次服用;血止后,服用金鉴胃艾汤,以巩固疗效。具有理气活血、化瘀止痛等作用,适用于气滞血瘀型功能性子宫出血。

(4)益阴止崩汤。海螵蛸、煅牡蛎(先煎)各 30 克,炒地榆、生地黄、续断各 20 克,山药、山茱萸、桑寄生、杜仲、阿胶(烊化冲服)、炒蒲黄(布包)各 15 克。随症加减用药。①腰痛:加狗脊 20 克。②腹痛:加白芍 20 克、延胡索 15 克。③气虚下陷:加黄芪 25 克、升麻15克。每日1剂,水煎取汁,分2次服用。具有滋阴补肾、固冲止血等作用,适用于肾阴虚型功能性子宫出血。

(5)温肾调经汤。熟地黄、山药各20克,制附子(先煎)、枸杞子、当归、杜仲、菟丝子各10克,肉桂、山茱萸、鹿角胶(烊化冲服)各6克。随症加减用药。①肾气虚:加紫河车、淫羊藿各10克。②畏寒肢冷:加茯苓10克、炮姜6克。③血虚:加何首乌、醋白芍、阿胶(烊化冲服)各10克。④气血两虚:加炙黄芪、熟地黄各20克。每日1剂,水煎取汁,分早晚2次服用。具有温肾调经、固冲止血等作用,适用于肾阳虚型功能性子宫出血。

(6)椿皮白术散。椿根皮40克,白术、炒栀子、棕榈炭、地榆炭各25克,侧柏叶20克。随症加减用药。①气虚不摄:加人参、黄芪。②血热妄行:加黄芩、地骨皮。③肝气郁结:加柴胡。④肾虚不固:加杜仲、枸杞子。每日1剂,水煎取汁,分3次服用。具有凉血止血、益气活血等作用,适用于血热实证型功能性子宫出血。

(7)紫草青蒿汤。紫草、海螵蛸、棕榈炭、阿胶(烊化冲服)各20克,生地黄、青蒿、地骨皮各15克。每日1剂,水煎取汁,分2次服用。具有清热凉血止血等作用,适用于血热实证型功能性子宫出血。

(8)墨旱莲汤。墨旱莲、血见愁各35克,女贞子、生黄芪各20克,全当归、仙鹤草、白芍、熟地黄、白术、菟丝子、益母草各15克,甘草10克。每日1剂,水煎取汁,分2～3次服用,连用5日为1个疗程。具有滋阴养血、健脾摄血等作用,适用于脾气虚型、肾阴虚型功能性子宫出血。

(9)缩宫汤。炒枳壳20～60克,七叶一枝花15～20克,益母草10～30克,炒蒲黄(布包)、炒五灵脂各15克,红花3克。随症加减用药。①血瘀:加三七、血余炭、花蕊石、丹参。②血热:加栀子、牡丹皮炭、桑叶、马齿苋、鸡冠花。③阴虚:去红花,加墨旱莲、女贞子、阿胶珠、生地黄炭、白芍。④气虚:去红花,加炒白术、炒山药、鹿衔草、山茱萸、补骨脂、海螵蛸。每日1剂,水煎取汁,分2次服用。具有收敛止血、活血行瘀等作用,适用于气滞血瘀型功能性子宫出血。

(10)益气固肾汤。黄芪 60 克,墨旱莲 30 克,荆芥 10 克,升麻 6 克。每日 1 剂,水煎取汁,分 2 次服用。具有益气摄血等作用,适用于脾气虚型功能性子宫出血。

(11)升阳举经汤。黄芪 30 克,党参 25 克,当归、炒栀子各 12 克,白芍、黑姜各 10 克,升麻、柴胡各 9 克,陈皮 8 克,炙甘草 6 克。每日 1.5 剂,水煎取汁,分早晨、下午、夜间 3 次温服。具有益气健脾、升阳举经等作用,适用于脾气虚型功能性子宫出血。

(12)黄芪续断止血汤。黄芪 30 克,党参、当归、炒续断、荆芥穗炭各 15 克,升麻 10 克。随症加减用药。①气血两虚:加血余炭、棕榈炭。②气虚重:加乌梅炭,党参易红参。③血虚:加生地黄炭、阿胶。④血热:加牡丹皮、炒黄芩、焦栀子。⑤血瘀:加蒲黄炭、茜草。⑥气郁:加香附、藕节。⑦腹痛:加乌药、延胡索。⑧出血量多:加三七末、海螵蛸、白芍、鹿角霜。每日 1 剂,水煎取汁,分早晚 2 次温服。具有益气健脾、疏肝理气、升阳止血等作用,适用于脾气虚型功能性子宫出血。

(13)清热止血汤。白茅根 20 克,当归、荆芥穗、连翘、侧柏炭、牡丹皮、栀子各 15 克,黄檗 10 克,大黄 7.5 克。随症加减用药。①血虚:加阿胶 15 克。②气虚:加黄芪 40 克。③肾虚:加枸杞子 30 克。每日 1 剂,水煎取汁,分早晚 2 次温服。具有清热凉血止血等作用,适用于血热实证型功能性子宫出血。

(14)断红汤。熟地黄 20 克,阿胶(烊化冲服)、七叶一枝花各 15 克,红参、海螵蛸、制香附、艾叶炭各 10 克,当归 6 克,炮姜 4～9 克,三七末 3 克(冲服)。随症加减用药。①脾肾阳虚:加吴茱萸 20 克、淫羊藿 12 克、肉桂 3～5 克。②肝肾阴虚:去炮姜、艾叶炭,加生地黄、墨旱莲各 15 克,加茜草、龟甲各 12 克。③气虚夹瘀:加益母草 20 克、焦山楂 15 克、泽兰 12 克。④血瘀甚:加失笑散 10 克、红花 6～9 克。⑤虚热甚:加地骨皮 12 克,加柴胡、牡丹皮各 6

克。每日1剂，水煎取汁，早晚分2次温服。具有温肾助阳、活血止血等作用，适用于肾阳虚型、气滞血瘀型功能性子宫出血。

(15)加减补中益气汤。党参、黄芪各60克，炒升麻、益母草各30克，桔梗、血余炭各10克，柴胡9克，独活6克。每日1剂，水煎取汁，分早、中、晚3次温服；从月经第3日开始，连用3～6日。具有补中益气、养阴止血等作用，适用于气滞血瘀型功能性子宫出血。

(16)安冲汤。桑螵蛸、生龙骨(先煎)、生牡蛎(先煎)各15克，黄芪、生地黄、阿胶(烊化冲服)各12克，白术、茜草各15克，白芍、续断各9克，炒蒲黄、五倍子各5克，血余炭3克，参三七2克。随症加减用药。①气虚：加党参，重用黄芪。②血虚：加当归，熟地黄易生地黄。③阴虚：加龟甲、女贞子、墨旱莲。④阳虚：加仙茅、淫羊藿、肉桂。⑤脾虚：加山药、白扁豆。⑥肾虚：加菟丝子、桑寄生、巴戟天、紫河车。⑦肝虚：加山茱萸、枸杞子、何首乌、桂圆。每日1剂，水煎取汁，分早晚2次温服。具有益气养阴止血等作用，适用于脾气虚型、肾阴虚型功能性子宫出血。

5. 排卵型功能性子宫出血煎剂方

(1)滋肾固冲汤。海螵蛸20克，熟地黄15克，女贞子、墨旱莲、枸杞子、阿胶(烊化冲服)、菟丝子、续断、覆盆子、地榆各10克，甘草3克。随症加减用药。①肝郁气滞：去海螵蛸、菟丝子，加牡丹皮、柴胡。②湿热蕴结：去熟地黄、阿胶，加黄檗、薏苡仁。③血瘀甚：去熟地黄、阿胶、地榆，加红花、丹参、茜草。每日1剂，水煎取汁，分2次服用。具有滋阴补肾、固冲止血等作用，适用于肾阳虚型排卵型功能性子宫出血。

(2)活血调经汤。赤芍、香附、女贞子、菟丝子各12克，当归、泽兰、红花、桃仁、茺蔚子、枸杞子、王不留行各10克，玫瑰花4克，大黄3克。随症加减用药。①脾气虚：加党参、黄芪。②少寐多梦：加酸枣仁、夜交藤。③纳呆腹胀：加厚朴、焦三仙。④小腹痛甚：加延胡索。⑤带下量多、腥臭：加土茯苓、黄檗、车前子。每日

1剂，水煎取汁，分2次服用。具有滋补肝肾、活血化瘀、引血归经等作用，适用于肾阴虚型、气滞血瘀型排卵型功能性子宫出血。

（3）二至调经丸。女贞子、墨旱莲、生地黄、地骨皮、仙鹤草各15克，泽泻、山茱萸、黑栀子、茜草各12克，香附9克，肉桂6克。随症加减用药。①白带增多：加炒黄檗、生薏苡仁。②少腹痛重：加川楝子、蒲黄炭。每日1剂，水煎取汁，分2次服用。具有滋补肝肾、凉血宁血等作用，适用于阴虚血热型排卵型功能性子宫出血。

（4）益气填精汤。炙龟甲15克，黄芪、党参、熟地黄、何首乌、墨旱莲各12克，续断10克。随症加减用药。①暴崩：加人参、附子。②热甚：加黄芩炭、大黄炭。③血虚：加熟地黄、桂圆。④感染：加土茯苓、蒲公英。⑤脾虚、食欲缺乏：加山药、鸡内金。每日1剂，水煎取汁，分2次服用。具有益气填精、固冲止血等作用，适用于脾气虚型、肾阳虚型排卵型功能性子宫出血。

6. 无排卵型青春期功能性子宫出血煎剂方

（1）补肾方。方一：地骨皮、女贞子、墨旱莲、龟甲、瓜仁各12克，玄参、白芍、黄芩各9克，炒牡丹皮6克；方二：菟丝子、覆盆子、补骨脂各12克，熟地黄、淫羊藿、黄芩各9克，附子、白术各6克；方三：生地黄、熟地黄、女贞子、山药、菟丝子、党参各12克，白芍、黄芩、续断、何首乌各9克。随症加减用药。①腹痛：加蒲黄、丹参。②出血量多：加槐花、茜草、花蕊石，重用墨旱莲、脱力草。每日1剂，水煎取汁，分2次服用。具有补肾固经等作用，方一适用于肾阳虚型无排卵型青春期功能性子宫出血，方二适用于肾阳虚型无排卵型青春期功能性子宫出血，方三适用于肾阴虚型、肾阳虚型无排卵型青春期功能性子宫出血。

（2）调经方。炒蒲黄、醋炒五灵脂、夏枯草各15克。每日1剂，水煎取汁，分2次服用。具有祛瘀止血止痛等作用，适用于气滞血瘀型无排卵型青春期功能性子宫出血。

（3）白地汤。白头翁90克，地榆炭60克，白糖适量。随症加减用药。①出血量多：加生天门冬、棕榈炭各30克，加血余炭10

克。②气虚:加棉花根120克(或黄芪30克)。③月经先期:加生地黄炭30克。④月经后期:加艾叶炭30克。⑤月经先后无定期:加柴胡15克。⑥出血夹血块:加五灵脂12克。每日1剂,水煎取汁,分2次服用。具有清热凉血止血等作用,适用于血热实证型无排卵型青春期功能性子宫出血。

(4)益阴止崩汤。山药、海螵蛸、龟甲、牡蛎各30克,生地黄25克,白芍、续断、阿胶(烊化冲服)、杜仲、山茱萸、桑寄生、炒地榆、蒲黄各15克。随症加减用药。①血热:加牡丹皮、地骨皮、知母。②气虚:加升麻、黄芪。③气滞:加柴胡、香附、枳壳。④血瘀:加桃仁、红花、赤芍。⑤出血量多:加茅根30克。每日1剂,水煎取汁,分2次服用。具有益肾滋阴、清热止血等作用,适用于肾阴虚型、肾阳虚型无排卵型青春期功能性子宫出血。

(5)滋阴止血汤。煅牡蛎(先煎)30克,海螵蛸20克,炒地榆、蒲黄炭(布包)各15克,生地黄、熟地黄、山茱萸、白芍、山药、续断、杜仲、桑寄生、阿胶(烊化冲服)各12克。随症加减用药。①出血量多:焙炒地榆,加棕榈炭、侧柏叶。②烦热:加地骨皮、麦门冬、黄檗、知母。③出血日久、量多、色淡,神疲气短:加太子参、白术。每日1剂,水煎取汁,分2次服用。具有滋阴补肾、固冲止血等作用,适用于肾阴虚型无排卵型青春期功能性子宫出血。

(6)复方熟地胶囊。熟地黄、菟丝子、薏苡仁、续断、墨旱莲、女贞子各15克,山茱萸、山药、白芍、淫羊藿各10克。每日1剂,水煎取汁,分2次服用。具有益气养阴、补肾止血等作用,适用于脾气虚型、肾阴虚型无排卵型青春期功能性子宫出血。

(7)滋阴益气汤。党参、黄芪各25克,山药20克,白术、续断、山茱萸、牡丹皮、桑寄生、玄参、生白芍、何首乌、枸杞子各15克。每日1次,水煎取汁,分2次服用。具有养阴清热、益气摄血等作用,适用于脾气虚型、肾阴虚型无排卵型青春期功能性子宫出血。

(8)补肾固经汤。党参、黄芪、白芍、煅牡蛎(先煎)、棕榈炭各15克,菟丝子、女贞子、墨旱莲各12克,阿胶(烊化冲服)、贯众炭各10克。随症加减用药。①血色鲜红或深红:加黄芩、地榆炭。②失眠:加酸枣仁、夜交藤。③头晕、心悸:加蔓荆子、柏子仁。④食欲不振:加焦三仙、砂仁。⑤腰膝酸软:加山茱萸、枸杞子。每日1剂,水煎取汁,分2次服用。具有补脾益肾等作用,适用于脾气虚型、肾阴虚型无排卵型青春期功能性子宫出血。

(9)补肾汤。女贞子30克,菟丝子、熟地黄、山茱萸、山药各20克,墨旱莲15克,续断、鹿角胶(烊化冲服)、巴戟天各10克。随症加减用药。①气虚:加党参、黄芪各15克。②血热:加白头翁、生地榆各15克,加大蓟、小蓟各10克。③血瘀:加益母草30克、生蒲黄15克、红花3克。④阳虚:加补骨脂15克、淫羊藿10克。每日1剂,水煎取汁,分2次服用。具有滋肾益气等作用,适用于肾阴虚型、肾阳虚型无排卵型青春期功能性子宫出血。

7. 无排卵型围绝经期功能性子宫出血煎剂方

(1)经验方。黄芪、党参各30克,丹参、牡丹皮、益母草、马齿苋、香附、墨旱莲各15克,赤芍、桃仁、炒蒲黄(布包)、花蕊石各10克,三七3克。随症加减用药。①偏气滞:加柴胡、川楝子、乌药。②偏阴虚血热:去赤芍、桃仁,加熟地黄、山茱萸、女贞子。③肝郁热甚:加大黄炭、贯众炭、炒栀子。④偏肾阳虚:加淫羊藿、补骨脂。每日1剂,水煎取汁,分2次服用。具有益气祛瘀、固冲止血等作用,适用于脾气虚型、气滞血瘀型无排卵型围绝经期功能性子宫出血。

(2)益气止崩汤。黄芪30克,墨旱莲、益母草各20克,党参、白术炭、贯众炭、茜草、杜仲、生地榆、阿胶(烊化冲服)、炙甘草各10克,三七末(冲服)6克。每日1剂,水煎取汁,分2次服用。具有益气固本、祛瘀止血等作用,适用于脾气虚型、气滞血瘀型无排卵型围绝经期功能性子宫出血。

(3)固本安宫饮。炙黄芪、菟丝子、煅龙骨(先煎)、煅牡蛎(先煎)、仙鹤草各30克,炒白术、山药、海螵蛸、棕榈炭各24克,龟甲20克,续断、熟地黄、山茱萸、茜草炭各15克,人参、血余炭、五味子各10克，三七末(冲服)、炙甘草各6克。每日1剂，水煎取汁，分2次服用。具有益气血、补肝肾、调冲任、止崩漏等作用，适用于脾气虚型、气滞血瘀型无排卵型围绝经期功能性子宫出血。

(4)扶正止崩汤。黄芪、仙鹤草各30克，党参15克，侧柏炭12克，当归、白芍各9克。随症加减用药。①阴血虚：加阿胶、熟地黄。②气血虚：加白术、山药、熟地黄、白芍。③虚夹实：兼气滞，加栀子、香附；兼血瘀，加三七、茜草。④血热：加大蓟、小蓟、藕节。⑤出血量多：加龙骨、牡蛎、白及。每日1剂，水煎取汁，分2次服用。具有益气养血、固本止崩等作用，适用于脾气虚型、气滞血瘀型无排卵型围绝经期功能性子宫出血。

(5)益气固冲汤。黄芪30克，党参、荆芥穗炭、当归、炒续断各15克，醋柴胡、陈艾炭、仙鹤草、甘草各10克，升麻4克。随症加减用药。①出血量多：加血余炭、棕榈炭各10克，加乌梅炭5克。②气虚：党参易红参。③血虚：加生地黄20克、阿胶10克。④血热：加牡丹皮、炒黄芩、焦栀子各10克。⑤血瘀：加蒲黄炭、茜草各10克。⑥气滞：加香附、藕节、莲房炭各10克。⑦出血日久不止：加三七末(冲服)5克，加海螵蛸、白及各10克。每日1剂，水煎取汁，分2次服用。具有益气升提、固摄冲任等作用，适用于脾气虚型无排卵型围绝经期功能性子宫出血。

(6)四草汤。马鞭草、鹿衔草各30克，益母草15克，茜草12克。随症加减用药。①血热：加牡丹皮、黄芩、苦丁茶。②血瘀：加花蕊石、失笑散。③阴虚：加女贞子、墨旱莲、龟甲。④气虚：加党参、黄芪、白术。⑤湿热偏盛：加紫草、半枝莲、败酱草。⑥出血量多：加大蓟炭、小蓟炭、地榆炭、仙鹤草。每日1剂，水煎取汁，分2次服用。具有温肾助阳、活血止血等作用，适用于血热实证型无排卵型围绝经期功能性子宫出血。

(7)宫血宁汤。黄芪15～30克，白芍、山药、续断、桑寄生、菟丝子、地榆、仙鹤草各15克，熟地黄10～20克，阿胶(烊化冲服)10～15克，山茱萸10克。随症加减用药。①气虚：加党参、太子参、白术。②阴虚热重:加枸杞子、女贞子、知母、黄檗。③阳虚寒重:加附子、肉桂、艾炭。④血瘀:加当归、川芎、桃仁、红花、益母草。⑤气滞:加香附、乌药、枳壳。⑥出血量多且来势急:加三七末(冲服)、云南白药粉(冲服)。每日1剂,水煎取汁,分2～3次服用,连用6日为1个疗程。具有益气养阴止血等作用,适用于脾气虚型、肾阴虚型无排卵型围绝经期功能性子宫出血。

(8)安老益坤汤。熟地黄、熟地黄炭、枸杞子、煅龙骨(先煎)、白芍各30克,酸枣仁、桑寄生各15克,黄连1.5克。随症加减用药。①气虚甚:加黄芪25克、人参10克。②血虚甚:加全当归、阿胶各20克。③阳虚甚:加附子、肉桂各10克。④肝气郁结:加柴胡、香附各10克。⑤热甚:加地骨皮30克、牡丹皮12克,熟地黄易生地黄。⑥血瘀:加丹参15克、三七3克。每日1剂,水煎取汁,分2～3次服用。具有滋补肾阴、养血安神、止血等作用,适用于肾阴虚型无排卵型围绝经期功能性子宫出血。

三、功能性子宫出血食疗

1. 功能性子宫出血饮食宜忌

(1)血热实证型、阴虚血热型功能性子宫出血。宜食清热食物,如绿豆、赤小豆、白菜、菠菜、紫菜、菊花脑、枸杞头、黄瓜、丝瓜、鲜藕、荸荠、菱角、竹笋、甘蔗、苹果、樱桃、葡萄、香蕉、无花果等;宜食凉血止血食物,如马齿苋、大蓟、小蓟、银耳、马兰头、荠菜、苦瓜、柿饼等。

(2)气滞血瘀型功能性子宫出血。宜食行血散瘀食物,如油菜、黑木耳、桂花、玫瑰花、黑鱼、畜禽血等。

(3)脾气虚型功能性子宫出血。宜食补气养血食物,如白扁豆、薏苡仁、山药、大枣、莲子、桂圆、苹果、墨鱼、黄鱼、鳝鱼、鲫鱼、鲤鱼等。

(4)肾阴虚型、肾阳虚型功能性子宫出血。宜食补肾食物,如黑木耳、韭菜、枸杞子、桑葚、栗子、猪肾、虾米、鱼肚、牡蛎、蚶子、海蜇等。

(5)出血淋漓不断。宜食酸性食物,如酸梅汤、山楂汁、柠檬汁、草莓汁等,有助于止血;宜食富含铁食物,如畜禽肝血、乌鸡、黑木耳、桂圆、苋菜、菠菜、空心菜、油菜、血米等,以防发生贫血。

(6)忌食辛辣刺激性食物。如辣椒、辣酱、胡椒、蒜、葱、生姜、花椒、芥末、茴香、酒、芫荽、牛肉、羊肉、狗肉、公鸡、麻雀、虾、海马、荔枝、杏、李子等,可使子宫充血而加重出血,血热实证型功能性子宫出血更是如此。

(7)忌食生冷寒凉食物。如冰淇淋、冰镇饮料、冰糕、冰镇啤酒、西瓜、凉拌菜等,可刺激子宫收缩,而加重子宫出血;或损伤脾气,造成气虚下陷、统摄无权、冲任不固,而加重子宫出血。

(8)忌食不易消化食物。崩漏日久,气血衰弱,可引起贫血。贫血时,肠胃功能的好坏,又直接影响疾病的康复。所以,贫血时应保胃。少食或不食花生、葵花籽、核桃仁、蒜黄、洋葱、毛笋、海蜇、毛蚶等滞胃食物,以防加重贫血;而未煮熟的各种肉类和油煎、油炸、烧烤等食物,会导致消化不良,使胃功能紊乱,而加重贫血。

(9)忌食活血食物。如白酒、曲酒、黄酒、果酒、啤酒、药酒,以及含酒食物,如酒心糖、醉肉、醉鸡、醉蟹等,会使血管扩张、血行加速,而加重子宫出血。

(10)忌食破气食物。如红萝卜、白萝卜、大头菜等,可克伐脾胃之气,使脾气更虚,进一步损伤脾的固摄经血作用,对于脾气虚型功能性子宫出血更是如此。

2. 血热实证型功能性子宫出血食疗方

血热实证型功能性子宫出血主症、治则见前文介绍,以下食疗方,供酌情选用。

(1)仙鹤草、血见愁、墨旱莲各 30 克,阿胶 10 克,赤小豆 60 克,冰糖适量。前 3 味水煎取汁,入赤小豆煮熟烂,加阿胶、冰糖煮溶即可。每日 1 剂,分 2～3 次食用,连用数日。

(2)干红鸡冠花 10 克,棕榈炭、荆芥炭各 6 克,绿豆 60 克,白糖适量。前3味水煎取汁,入绿豆煮熟烂,加白糖调味即可。每日1剂,分2次食用,连用数日。

(3)侧柏叶、石榴花各10克,丝瓜块(去皮)250克,食盐、味精、植物油各适量。前2味水煎取汁,入丝瓜块煮熟,加其余3味调味即可。每日1剂,分2次佐餐食用,连用数日。

(4)鲜藕节、鲜白茅根各60克,荸荠片(去皮)50克,白糖适量。前2味水煎取汁,入荸荠片煮熟,加白糖调味即可。每日1剂,分2次食用,连用数日。

(5)鲜马齿苋末、鲜芹菜粗末、鲜藕粗末各100克,白糖适量。前3味入家用果汁机搅烂,用干净纱布取汁煮沸,加白糖调味即可。每日1剂,分2次饮用,连用数日。

(6)荠菜、马兰头各100克,白糖适量。前2味切碎入锅,加适量水煮沸,加白糖调味即可。每日1剂,分2次食用,连用数日。

3. 阴虚血热型功能性子宫出血食疗方

阴虚血热型功能性子宫出血主症、治则见前文介绍,以下食疗方,供酌情选用。

(1)生地黄、侧柏叶各30克,当归20克,荷叶15克,赤小豆60克,白糖适量。前4味水煎取汁,入赤小豆煮熟烂,加白糖调味即可。每日1剂,分2次食用,连用5～7日。

(2)生地黄、地榆、白茅根、牡丹皮各15克,鲜藕片200克,冰糖适量。前4味水煎取汁,入鲜藕片煮熟烂,加冰糖煮溶即可。每日1剂,分2次食用,连用5～7日。

(3)鲜生地黄、鲜墨旱莲、鲜芦根、鲜藕片各300克,白糖适量。前4味切碎,入家用果汁机搅烂,用干净纱布取汁煮沸,加白糖调味即可。每日1剂,分2次饮用,连用5～7日。

(4)女贞子、藕节各30克,水发黑木耳60克,冰糖适量。前2味水煎取汁,入水发黑木耳煮熟烂,加冰糖煮溶即可。每日1剂,分2次食用,连用5～7日。

(5)当归10克,荠菜花50克,水发白木耳60克,冰糖适量。

前2味水煎取汁，入水发白木耳煮熟烂，加冰糖煮溶即可。每日1剂，分2次食用，连用5～7日。

（6）生地黄、枸杞子各30克，鲜荠菜100克，白糖适量。生地黄水煎取汁，加其余3味煮沸煮至枸杞子熟烂即可。每日1剂，分2次食用，连用5～7日。

4. 气滞血瘀型功能性子宫出血食疗方

气滞血瘀型功能性子宫出血主症、治则见前文介绍，以下食疗方，供酌情选用。

（1）鲫鱼（杀白约250克）1条，血竭、乳香各10克，料酒、葱、姜、食盐、味精、植物油各适量。后8味拌匀塞入鲫鱼腹，入盘，入笼蒸熟即可。每日1剂，分2次佐餐食用，连用数日。

（2）乌梅30克，干姜炭、百草霜各15克，陈皮10克，红糖适量。干姜炭、百草霜、陈皮水煎取汁，入乌梅煮熟烂，加红糖调味即可。每日1剂，分2次食用，连用数日。

（3）金樱子30克，指甲花、牛膝各15克，猪血块150克，食盐、味精、植物油各适量。前3味水煎取汁，加其余各味煮至猪血块熟入味即可。每日1剂，分2次佐餐食用，连用数日。

（4）牛膝20克，鲜山楂果10克，墨鱼片150克，料酒、葱、姜、食盐、味精、色拉油各适量。牛膝水煎取汁，加其余各味大火煮沸，改小火煮至墨鱼片熟烂即可。每日1剂，分2次佐餐食用，连用数日。

（5）香附、当归各15克，乌鱼片150克，料酒、葱、姜、食盐、味精、色拉油各适量。前2味水煎取汁，加其余各味煮至乌鱼片熟入味即可。每日1剂，分2次佐餐食用，连用数日。

（6）鲜益母草、鲜荠菜各100克，食盐、味精、麻油各适量。各味入锅，加水适量，大火煮沸，改小火稍煮即可。每日1剂，分2次食用，连用数日。

5. 脾气虚型功能性子宫出血食疗方

脾气虚型功能性子宫出血主症、治则见前文介绍，以下食疗方，供酌情选用。

(1)黄芪、党参各12克，血余炭(布包)10克，白果仁15克，鲜河蚌肉片60克，红糖适量。前3味水煎取汁，加后3味煮至鲜河蚌肉片熟烂即可。每日1剂，分2次食用，连用7～10日。

(2)黄芪30克，桂圆、大枣各10个，白扁豆60克，红糖适量。黄芪水煎取汁，入白扁豆煮熟，加其余3味煮熟烂即可。每日1剂，分2次食用，连用7～10日。

(3)人参末10克，茯苓末6克，鲜山药块(去皮)100克，乌鸡块150克，料酒、葱、姜、食盐、味精各适量。各味入砂锅，加水适量，大火煮沸，改小火煮至乌鸡块熟烂即可。每日1剂，分2次佐餐食用，连用7～10日。

(4)海螵蛸15克，西洋参末10克，大枣30个，红糖适量。海螵蛸水煎取汁，入大枣煮熟烂，加西洋参末、红糖拌匀煮沸即可。每日1剂，分2次食用，连用7～10日。

(5)党参20克，藕节12克，核桃仁10克，红糖适量。前2味水煎取汁，入核桃仁煮熟，加红糖调味即可。每日1剂，分2次食用，连用5～7日。

(6)白术10克，水发黑木耳60克，鲜山药片(去皮)、猪瘦肉片各100克，料酒、葱、姜、食盐、味精各适量。白术水煎取汁，加其余各味煮熟入味即可。每日1剂，分2次佐餐食用，可常用。

6. 肾阴虚型功能性子宫出血食疗方

肾阴虚型功能性子宫出血主症、治则见前文介绍，以下食疗方，供酌情选用。

(1)山茱萸、当归各20克，鹿角胶、龟甲胶、枸杞子各15克，羊肉块150克，料酒、葱、姜、食盐、味精各适量。前4味水煎取汁，加其余各味煮至羊肉块熟烂即可。每日1剂，分2次佐餐食用，连用数日。

(2)生地黄20克，桑葚15克，炒黑干姜、阿胶各10克，蜂蜜适量。生地黄、炒黑干姜水煎取汁，入桑葚、阿胶煮溶，加蜂蜜调味即可。每日1剂，分2次食用，连用数日。

(3)藕节炭30克，当归、阿胶各10克，柿饼5个，蜂蜜适量。前2味水煎取汁，入阿胶、柿饼煮溶，加蜂蜜调味即可。每日1剂，分2次食用，连用数日。

(4)生地黄、女贞子各20克，海螵蛸末12克，芡实末、绿豆各60克，白糖适量。前3味水煎取汁，加后3味煮成粥即可。每日1剂，分2次食用，连用数日。

(5)天门冬、牡丹皮各15克，乌龟块100克，料酒、葱、姜、食盐、味精、麻油各适量。前2味水煎取汁，加其余各味煮至乌龟块熟烂入味即可。每日1剂，分2次佐餐食用，连用数日。

(6)紫草、墨旱莲各20克，甲鱼块120克，料酒、葱、姜、食盐、味精、麻油各适量。前2味水煎取汁，加其余各味煮至甲鱼块熟烂入味即可。每日1剂，分2次佐餐食用，连用数日。

7. 肾阳虚型功能性子宫出血食疗方

肾阳虚型功能性子宫出血主症、治则见前文介绍，以下食疗方，供酌情选用。

(1)补骨脂、鹿角胶各15克，黑姜、棕榈炭各6克，牛肉块150克，料酒、葱、姜、食盐、味精、植物油各适量。前4味水煎取汁，加其余各味煮至牛肉块酥烂入味即可。每日1剂，分2次佐餐食用，连用数日。

(2)韭菜子、焦艾叶各15克，猪肾片100克，料酒、葱、姜、食盐、味精、色拉油各适量。前2味水煎取汁，加其余各味煮至猪肾片熟烂入味即可。每日1剂，分2次佐餐食用，连用数日。

(3)杜仲、桑寄生各30克，核桃仁50克，虾仁60克，料酒、葱、姜、食盐、味精、植物油各适量。前2味水煎取汁，加其余各味煮至核桃仁、虾仁酥熟入味即可。每日1剂，分2次佐餐食用，连用数日。

(4)肉桂10克，干姜炭6克，羊肉块150克，料酒、葱、姜、食盐、味精、植物油各适量。前2味水煎取汁，加其余各味煮至羊肉块酥烂入味即可。每日 1 剂,分 2 次佐餐食用,连用数日。

(5)骨碎补、棕榈炭、菟丝子各 15 克,兔块 100 克,料酒、葱、姜、食盐、味精、色拉油各适量。前 3 味水煎取汁,加其余各味煮至兔块酥熟入味即可。每日 1 剂,分 2 次佐餐食用,连用数日。

(6)炙附子、干姜炭各 10 克,鲜山药块(去皮)、牛肉块各 100 克,料酒、葱、姜、食盐、味精、植物油各适量。前 2 味水煎取汁,加其余各味煮至牛肉块酥熟入味即可。每日 1 剂,分 2 次佐餐食用,连用数日。

8. 功能性子宫出血荠菜食疗方

荠菜性平、味甘,具有健脾利水、止血明目、降压抗癌等功效。以下功能性子宫出血荠菜食疗方,供酌情选用。

(1)荠菜、马兰头、马齿苋各 50 克,白糖适量。各味入锅,加水适量,煮沸 10 分钟即可。每日 1 剂,分 2 次食用,连用数日。具有清热凉血止血等作用,适用于血热实证型功能性子宫出血。

(2)荠菜花、女贞子各 20 克,荠菜炭末 10 克,白糖适量。女贞子、荠菜炭末水煎取汁,入荠菜花煮沸,加白糖调味即可。每日 1 剂,分 2 次食用,连用 5～7 日。具有滋阴清热、凉血止血等作用,适用于阴虚血热型功能性子宫出血。

(3)鲜荠菜 100 克,生地黄 15 克,白糖适量。生地黄水煎取汁,入鲜荠菜煮沸,加白糖调味即可。每日 1 剂,分 2 次食用,连用 5～7 日。具有滋阴清热、凉血止血等作用,适用于阴虚血热型功能性子宫出血。

(4)鲜荠菜、鲜益母草各 30 克,白糖适量。前 2 味入锅,加水适量煮熟,加白糖调味即可。每日 1 剂,分 2 次食用,连用数日。具有理气活血、祛瘀调经等作用,适用于气滞血瘀型功能性子宫出血。

(5)鲜荠菜(切碎)100 克,海螵蛸 30 克,粳米 60 克,白糖适量。海螵蛸水煎取汁,入粳米煮至粥将成,加鲜荠菜、白糖拌匀煮成粥即可。每日 1 剂,分 2 次食用,连用 5～7 日。具有活血化瘀、凉血止血等作用，适用于血热实证型、气滞血瘀型功能性子宫出血。

(6)荠菜花10克，小蓟15克，鲜山药丁(去皮)、薏苡仁各60克，饴糖适量。前2味水煎取汁，入薏苡仁煮化，入鲜山药丁煮成粥，加饴糖调味即可。每日1剂，分2次食用，连用数日。具有益气健脾、调经止血等作用，适用于脾气虚型功能性子宫出血。

9. 功能性子宫出血藕食疗方

藕性寒、味甘，具有生津止渴、凉血止血、清热散瘀等功效。以下功能性子宫出血藕食疗方，供酌情选用。

(1)鲜藕丝150克，生地黄、益母草各10克，大米100克，冰糖适量。生地黄、益母草水煎取汁，入鲜藕丝、大米煮至粥将成，加冰糖煮溶煮成粥即可。每日1剂，分2次食用，连用数日。具有滋阴清热、凉血调经等作用，适用于阴虚血热型功能性子宫出血。

(2)鲜藕、白萝卜各200克，鲜生地黄60克，白糖适量。鲜藕去皮切碎，白萝卜去皮切碎，鲜生地黄切碎，一起入家用果汁机搅烂，用干净纱布取汁煮沸，加白糖调味即可。每日1剂，分2次饮用，连用数日。具有滋阴清热、凉血止血等作用，适用于阴虚血热型功能性子宫出血。

(3)鲜藕丝、鲜芹菜叶段、鲜益母草段各100克，食盐、味精、植物油各适量。植物油入锅烧热，入前3味煸炒至熟，加食盐、味精调味即可。每日1剂，分2次佐餐食用，连用数日。具有活血化瘀、凉血止血等作用，适用于血热实证型、气滞血瘀型功能性子宫出血。

(4)藕节丁10克，鲜藕丁、血米各60克，白糖适量。藕节丁水煎取汁，入血米煮化，入鲜藕丁煮成粥，加白糖调味即可。每日1剂，分2次食用，连用数日。具有清热凉血、活血止血等作用，适用于血热实证型功能性子宫出血。

(5)鲜藕、鲜生地黄、鲜墨旱莲、鲜白茅根各150克，冰糖适量。前4味切碎，入家用果汁机搅烂，用干净纱布取汁，加冰糖煮溶即可。每日1剂，分2次饮用，连用数日。具有滋阴清热、凉血止血等作用，适用于血热实证型功能性子宫出血。

(6)藕节炭30克，阿胶15克，女贞子、荆芥炭各9克，蜂蜜适量。藕节炭、女贞子、荆芥炭水煎取汁，入阿胶煮溶，加蜂蜜调味即可。每日1剂，分2次饮用，连用数日。具有滋阴益肾、凉血止血等作用，适用于肾阴虚型功能性子宫出血。

(7)藕粉50克，连衣花生仁、莲子各30克，红糖20克。连衣花生仁、莲子入锅，加水适量，大火煮沸，改小火煮至连衣花生仁、莲子酥熟，加红糖调匀，再大火煮沸，加用适量冷水调匀的藕粉煮成甜羹即可。每日1剂，分2次食用，连用5～7日。具有益气摄血、调经止血等作用，适用于脾气虚型功能性子宫出血。

(8)鲜藕节50克，鲜生地黄、牡丹皮各30克，红糖20克。前3味水煎取汁2次，合并药汁，加红糖拌匀即可。每日1剂，分2次饮用，连用数日。具有滋阴清热、调经止血等作用，适用于阴虚血热型功能性子宫出血。

10. 功能性子宫出血黑木耳食疗方

黑木耳性平、味甘，具有润燥利肠、凉血止血、活血祛瘀、去脂降压等功效。以下功能性子宫出血黑木耳食疗方，供酌情选用。

(1)水发黑木耳60克，黑地榆、黑贯众各30克，藕节10克，白糖适量。黑地榆、黑贯众、藕节水煎取汁，入水发黑木耳煮熟烂，加白糖调味即可。每日1剂，分2次食用，连用数日。具有清热凉血、调经止血等作用。适用于血热实证型功能性子宫出血。

(2)水发黑木耳30克，大枣15个，鸡蛋2个，红糖适量。前2味入锅，加水适量，大火煮沸，改小火煮至大枣酥熟，打入鸡蛋，加红糖煮熟即可。每日1剂，分2次食用，连用数日。具有补肾养血、温经散寒、化瘀止血等作用，适用于肾阳虚型、气滞血瘀型功能性子宫出血。

(3)水发黑木耳60克，藕节30克，猪瘦肉片100克，冰糖15克。藕节水煎取汁，加其余各味大火煮沸，改小火煮至猪瘦肉片酥熟即可。每日1剂，分2次食用，连用5～7日。具有滋阴益肾、调经止血等作用，适用于肾阴虚型功能性子宫出血。

(4)水发黑木耳30克，鲜山药片(去皮)、猪瘦肉片各60克，料酒、葱、姜、食盐、味精、湿淀粉各适量，植物油20克。植物油入锅烧热，入葱、姜煸香，入猪瘦肉片、料酒翻炒至半熟，入水发黑木耳、鲜山药片翻炒一会儿，入食盐、味精翻炒至猪瘦肉片熟，加湿淀粉勾芡即可。每日1剂，分2次佐餐食用，可常用。具有补气摄血、调经止血等作用，适用于脾气虚型功能性子宫出血。

(5)水发黑木耳60克，黄芪10克，红枣20个，红糖适量。黄芪水煎取汁，入水发黑木耳、红枣大火煮沸，改小火煮至红枣酥熟，加红糖调味即可。每日1剂，分2次食用，可常用。具有补气摄血、调经止血等作用，适用于脾气虚型功能性子宫出血。

(6)黑木耳适量。黑木耳焙干研为末，贮存备用。每次2克，每日2次，白糖水送食，可常用。具有清热凉血止血等作用，适用于血热实证型功能性子宫出血。

11. 功能性子宫出血鸡食疗方

鸡性温、味甘，具有温中补气、补精填髓等功效。以下功能性子宫出血鸡食疗方，供酌情选用。

(1)老母鸡块300克，艾叶15克，桂皮9克，米酒30毫升。各味入砂锅，加水适量，大火煮沸，改小火煮至老母鸡块熟烂即可。每日1剂，分2次食用，连用5～7日。具有温肾固冲、调经止血等作用，适用于肾阳虚型功能性子宫出血。

(2)鸡块200克，熟附子10克，人参6克，料酒、葱、姜、食盐、味精各适量。熟附子水煎取汁，加其余各味拌匀入盘，入笼蒸1小时即可。每日1剂，分2次佐餐食用，连用数日。具有温补脾肾、调经止血等作用，适用于脾气虚型、肾阳虚型功能性子宫出血。

(3)老母鸡块300克，黄芪20克，干姜10克，料酒、葱、姜、食盐、味精各适量。各味入砂锅，加水适量，大火煮沸，改小火煮至老母鸡块酥熟入味即可。每日1剂，分2次佐餐食用，连用数日。具有补气摄血、养血调经等作用，适用于脾气虚型功能性子宫出血。

(4)鸡块200克,田七、茜草各10克,黄酒、葱、姜、食盐、味精各适量。田七、茜草水煎取汁,入鸡块煮沸,加其余各味拌匀煮至鸡块酥熟入味即可。每日1剂,分2次佐餐食用,连用数日。具有活血化瘀、调经止血等作用,适用于气滞血瘀型功能性子宫出血。

(5)乌鸡块300克,艾叶15克,人参5克,料酒、葱、姜、食盐、味精、麻油各适量。艾叶水煎取汁,加其余各味煮至乌鸡块酥熟入味即可。每日1剂,分2次佐餐食用,连用5～7日。具有补气摄血、调经止血等作用,适用于脾气虚型功能性子宫出血。

(6)鸡块300克,墨旱莲、女贞子各20克,牡丹皮10克,黄酒、葱、姜、食盐、味精各适量。墨旱莲、女贞子、牡丹皮水煎取汁,加其余各味煮至鸡块酥熟入味即可。每日1剂,分2次佐餐食用,连用5～7日。具有滋阴清热、止血调经等作用,适用于阴虚血热型功能性子宫出血。

12. 功能性子宫出血鸡蛋食疗方

鸡蛋性平、味甘,具有补益气血、滋阴润燥、养心安神等功效。以下功能性子宫出血鸡蛋食疗方,供酌情选用。

(1)鸡蛋2个,仙鹤草、紫珠草、丝瓜络各15克,白茅根、侧柏炭各10克,冰糖30克。仙鹤草、紫珠草、丝瓜络、白茅根、侧柏炭水煎取汁,加冰糖煮溶,趁沸打入鸡蛋煮熟即可。每日1剂,分2次食用,连用数日。具有清热凉血、调经止血等作用,适用于血热实证型功能性子宫出血。

(2)鸡蛋1个,三七末3克,鲜藕汁、陈黄酒各1小杯。鸡蛋打入碗内搅碎,加其余各味拌匀,入笼蒸熟即可。每日1～2剂,分1～2次食用,连用数日。具有活血化瘀、调经止血等作用,适用于血热实证型、气滞血瘀型功能性子宫出血。

(3)鸡蛋2个,马来卷柏15克,芹菜段60克,食盐、味精、麻油各适量。马来卷柏水煎取汁,入芹菜段煮沸,趁沸打入鸡蛋煮熟,加后3味拌匀稍煮即可。每日1剂,分2次佐餐食用,连用数日。具有清热凉血、调经止血等作用,适用于血热实证型功能性子宫出血。

(4)鸡蛋2个,黑豆60克,米酒、红糖各适量。黑豆入锅,加水适量,大火煮沸,改小火煮至黑豆酥烂,趁沸打入鸡蛋煮熟,加米酒、红糖稍煮即可。每日1剂,分2次食用,连用5～7日。具有补肾温经、散寒止血等作用,适用于肾阳虚型功能性子宫出血。

(5)鸡蛋2个,益母草30克,香附15克,红糖适量。益母草、香附水煎取汁,趁沸打入鸡蛋煮熟,加红糖调味即可。每日1剂,分2次食用,连用5～7日。具有疏肝理气、活血化瘀、调经止血等作用,适用于气滞血瘀型功能性子宫出血。

(6)鸡蛋2个,墨旱莲、女贞子各15克、牡丹皮10克,白糖适量。墨旱莲、女贞子、牡丹皮水煎取汁,趁沸打入鸡蛋煮熟,加白糖调味即可。每日1剂,分2次食用,连用5～7日。具有滋阴清热、凉血止血等作用,适用于阴虚血热型功能性子宫出血。

13. 功能性子宫出血海螵蛸食疗方

海螵蛸性平、味咸,具有养血祛瘀、止血止痛、温经补虚等功效。以下功能性子宫出血海螵蛸食疗方,供酌情选用。

(1)海螵蛸、黄芪各20克,白术、茜草、阿胶珠各10克,大米100克,白糖适量。前4味水煎取汁,入大米煮至粥将成,加阿胶珠、白糖拌匀煮成粥即可。每日1剂,分2次食用,连用5～7日。具有益气摄血、调经止血等作用,适用于脾气虚型功能性子宫出血。

(2)海螵蛸、墨旱莲、白芍各20克,芡实米30克,粟米100克,白糖适量。前3味水煎取汁,入芡实米、粟米煮成粥,加白糖调味即可。每日1剂,分2次食用,连用5～7日。具有滋阴补肾、调经止血等作用,适用于肾阴虚型功能性子宫出血。

(3)海螵蛸粗末15克,生地黄30克,白芍15克,白糖适量。前3味水煎取汁,加白糖调味即可。每日1剂,分2次饮用,连用5～7日。具有滋肾益阴、清热止血等作用,适用于阴虚血热型功能性子宫出血。

14. 功能性子宫出血墨鱼食疗方

墨鱼性平、味咸,具有养血祛瘀、止血止痛、温经补虚等功效。以下功能性子宫出血墨鱼食疗方,供酌情选用。

(1)墨鱼片 150 克,牛膝 20 克,陈皮 10 克,黄酒、葱、姜、食盐、味精各适量。牛膝、陈皮水煎取汁,加其余各味大火煮沸,改小火煮至墨鱼片酥熟入味即可。每日 1 剂,分 2 次佐餐食用,连用数日。具有理气活血、祛瘀调经等作用,适用于气滞血瘀型功能性子宫出血。

(2)墨鱼片、猪瘦肉片各 150 克,三七、益母草各 15 克,黄酒、葱、姜、食盐、味精、麻油各适量。三七、益母草水煎取汁,入墨鱼片、猪瘦肉片、葱、姜、黄酒大火煮沸,改小火煮至墨鱼片、猪瘦肉片酥熟,加食盐、味精、麻油拌匀,再大火煮沸煮至墨鱼片、猪瘦肉片入味即可。每日 1 剂,分 2 次佐餐食用,连用数日。具有活血化瘀、调经止血等作用,适用于气滞血瘀型功能性子宫出血。

15. 功能性子宫出血醋食疗方

醋性温、味酸苦,具有散瘀止血、消食、解毒杀菌等功效。以下功能性子宫出血醋食疗方,供酌情选用。

(1)米醋 15 毫升,地榆炭、姜炭、艾叶炭各 10 克。后 3 味水煎取汁,兑入米醋即可。每日 1 剂,分 2 次饮用,连用数日。具有化瘀止血等作用,适用于气滞血瘀型功能性子宫出血。

(2)白醋 100 毫升,山稔根、地稔根各 30 克,五月艾叶 15 克。后 3 味炒黄,加白醋、600 毫升水,煎至 400 毫升取汁即可。每日 1 剂,分 2 次饮用,连用数日。具有调经止血、补中利水等作用,适用于脾气虚型功能性子宫出血。

(3)食醋 30 毫升,荆芥炭、椿根皮各 10 克。后 2 味水煎取汁,兑入食醋即可。每日 1 剂,分 2 次饮用,连用数日。具有活血止血等作用,适用于气滞血瘀型功能性子宫出血。

(4)食醋 250 毫升,地榆炭 60 克,蒲黄炭 30 克,荆芥炭 12 克。食醋入锅煮沸,加后 3 味大火煎半小时取汁,改小火煮成膏状,放置1夜即可。每次1汤匙,每日1次,以食醋、温开水各半冲食。具有凉血止血调经等作用,适用于血热实证型功能性子宫出血。

(5)米醋500毫升、生黄芪300克。生黄芪入锅,加米醋、500毫升水,煎至250毫升取汁即可。每剂分4份,每日1份,分1～2次饮用。具有补气健脾、温经止血等作用,适用于脾气虚型功能性子宫出血。

(6)食醋100毫升,豆腐块100克。2味入锅煮熟即可。每日1剂,空腹顿食,连用5～7日。具有补益气血等作用,适用于脾气虚型功能性子宫出血。

16. 功能性子宫出血茶食疗方

茶性凉、味苦涩,具有清利头目、除烦止渴、化痰消食、利尿解毒、清热止血、去脂降压、延年益寿等功效。以下功能性子宫出血茶食疗方,供酌情选用。

(1)山茶1.5克,葡萄干30克,蜜枣25克,白糖适量。前3味入锅,加水适量,煮至葡萄干、蜜枣酥熟,加白糖调味即可。每日1剂,分2次食用,连用数日。具有清热止血、养血调经等作用,适用于血热实证型功能性子宫出血。

(2)茶叶3克,莲子30克,冰糖25克。后2味水煎至莲子酥软,趁沸冲入放茶的杯中,加盖泡10分钟即可。每日1剂,代茶饮用,冲淡为止,连用数日。具有清热凉血止血等作用,适用于血热实证型功能性子宫出血。

(3)绿茶3克,益母草20克,红糖适量。各味入杯,冲入沸水,加盖泡15分钟即可。每日1剂,代茶饮用,冲淡为止,连用数日。具有活血化瘀、调经止血等作用,适用于气滞血瘀型功能性子宫出血。

(4)茶末3克,香附15克,地榆10克,红糖适量。各味入杯,冲入沸水,加盖泡15分钟即可。每日1剂,代茶饮用,冲淡为止,连用数日。具有疏肝理气、化瘀止血等作用,适用于气滞血瘀型功能性子宫出血。

17. 功能性子宫出血鸡冠花食疗方

鸡冠花性凉、味甘，具有凉血止血、止带止痢止淋等功效。以下功能性子宫出血鸡冠花食疗方，供酌情选用。

(1)鸡冠花、益母草、香附各 15 克，血余炭、地榆炭各 10 克，大枣 10 个，大米 100 克，红糖适量。前 5 味水煎取汁，入大枣、大米煮成粥，加红糖调味即可。每日 1 剂，分 2 次食用，连用 5～7 日。具有疏肝理气、化瘀止血等作用，适用于气滞血瘀型功能性子宫出血。

(2)鸡冠花 25 克，扁豆花、侧柏炭、血余炭各 10 克，粳米 100 克，红糖适量。前 4 味水煎取汁，入粳米煮成粥，加红糖调味即可。每日 1 剂，分 2 次食用，连用数日。具有清热凉血、调经止血等作用，适用于血热实证型功能性子宫出血。

(3)鸡冠花、木槿花各 20 克，鸡蛋 1 个，白糖适量。前 2 味水煎取汁，趁沸打入鸡蛋，加白糖调味即可。每日 1 剂，顿食，连用数日。具有清热凉血、调经止血等作用，适用于血热实证型功能性子宫出血。

(4)白鸡冠花 50 克，花皮蛋丁 60 克，大米 100 克，白糖适量。白鸡冠花水煎取汁，入大米煮至粥将成，加花皮蛋丁、白糖拌匀煮成粥即可。每日 1 剂，分 2 次食用，连用数日。具有清热凉血、固经止血等作用，适用于血热实证型功能性子宫出血。

(5)炒鸡冠花、炒白及各 15 克，侧柏炭 10 克，大米 100 克，白糖适量。前 3 味水煎取汁，入大米煮成粥，加白糖调味即可。每日 1 剂，分 2 次食用，连用数日。具有清热凉血止血等作用，适用于血热实证型功能性子宫出血。

(6)红鸡冠花 30 克，益母草 15 克，鸡蛋 2 个，红糖适量。前 2 味水煎取汁，趁沸打入鸡蛋煮熟，加红糖调味即可。每日 1 剂，分 2 次食用，连用数日。具有疏肝理气、活血化瘀、养血止血等作用，适用于气滞血瘀型功能性子宫出血。

第二章　子宫内膜炎(子宫肌炎)用药与食疗

子宫内膜炎是指致病菌侵袭子宫内膜而引起的子宫内膜炎症。通常分为急性子宫内膜炎和慢性子宫内膜炎,但后者较少见。急性子宫内膜炎主要临床表现为高热、寒战、多汗、下腹疼痛下坠,以及白带增多、呈黄脓状或脓血状、带臭味;慢性子宫内膜炎主要临床表现为月经量增多、月经期延长、下腹疼痛下坠、痛经,以及白带增多、质稀薄、色淡黄或呈血性。若子宫内膜炎波及子宫体,深达子宫肌层,使子宫体充血、水肿、化脓、坏死,称为子宫肌炎。通常分为急性子宫肌炎和慢性子宫肌炎。急性子宫肌炎主要临床表现为发热、腹痛、腰骶酸痛、下腹下坠、白带增多;慢性子宫肌炎主要临床表现为下腹隐痛、月经失调、白带增多;慢性子宫肌炎多由急性子宫肌炎转化而来。

子宫内膜炎(子宫肌炎)属于中医学带下、腹痛、发热等范畴。根据子宫内膜炎(子宫肌炎)临床表现,中医学将子宫内膜炎(子宫肌炎)辨证分为热毒血瘀型、湿热血瘀型、湿毒血瘀型等施治。

一、子宫内膜炎(子宫肌炎)西医用药

1. 子宫内膜炎(子宫肌炎)治疗原则

(1)消除子宫内膜炎(子宫肌炎)发病原因。

(2)根据药敏试验,选用适合子宫内膜炎(子宫肌炎)的抗生素。

(3)急性子宫内膜炎(子宫肌炎)患者,应卧床休息,积极消炎治疗;若发生高热,予以降温,纠正水、电解质紊乱和酸碱平衡失调。

(4)慢性子宫内膜炎(子宫肌炎)患者,应配合外阴局部治疗。

2. 急性轻症子宫内膜炎(子宫肌炎)用药方

(1)甲硝唑,每次 0.4 克,每日 3 次,口服;加头孢氨苄,每次

0.375 克,每日 3 次,口服。

(2)罗红霉素,每次 0.15 克,每日 2 次,口服;加克林霉素,每次 0.3 克,每日 3 次,口服。

3. 急性中症子宫内膜炎(子宫肌炎)用药方

(1)青霉素(皮试阴性),每次 400 万单位,5%葡萄糖注射液 500 毫升稀释,静脉滴注,每日 2 次,连用 5 日;加 0.5%甲硝唑注射液,每次 100 毫升,静脉滴注,每日 2 次,连用 5 日。

(2)头孢唑啉,每次 2.0 克,5%葡萄糖注射液 500 毫升稀释,静脉滴注,每日 2 次,连用 5 日;加 0.5%甲硝唑注射液,每次 100 毫升,静脉滴注,每日 2 次,连用 5 日。

(3)若青霉素皮试阳性,可用林可霉素,每次 0.5 克,5%葡萄糖注射液 500 毫升稀释,静脉滴注,每日 2 次,连用 5 日;或红霉素,每次 0.6 克,5%葡萄糖注射液 500 毫升稀释,静脉滴注,每日 2 次,连用 5 日。

4. 急性重症子宫内膜炎(子宫肌炎)用药方

(1)林可霉素,每次 0.6 克,5%葡萄糖注射液 500 毫升稀释,静脉滴注,每日 2 次,连用 5 日;加阿米卡星,每次 0.6 克,5%葡萄糖注射液 500 毫升稀释,静脉滴注,每日 2 次,连用 5 日。

(2)氧氟沙星,每次 0.4 克,5%葡萄糖注射液 500 毫升稀释,静脉滴注,每日 2 次,连用 5 日;加 0.5%甲硝唑注射液,每次 100 毫升,静脉滴注,每日 2 次,连用 5 日。

5. 慢性子宫内膜炎(子宫肌炎)用药方

(1)青霉素(皮试阴性),每次 200～400 万单位,5%葡萄糖注射液 500 毫升稀释,静脉滴注,每日 2 次,连用 5 日;加磺胺嘧啶,首次剂量 2 克,维持剂量每次 1 克,每日 2 次,口服;或加甲氧苄胺,每次 0.1～0.2 克,每日 2 次,口服。

(2)复方磺胺甲嘧啶,每次 2 片,每日 2 次,口服。

6. 急性子宫内膜炎(子宫肌炎)促进子宫收缩用药方

急性子宫内膜炎(子宫肌炎),除应用抗生素消炎外,还可应用促进子宫收缩剂,以加速子宫腔分泌物的排出。一般白带明显减少时停药。

(1)麦角新碱,每次 0.2～0.4 毫克,每日 2～4 次,口服或舌下含服。

(2)甲麦角新碱,每次 0.2～0.4 毫克,每日 2～4 次,口服。

二、子宫内膜炎(子宫肌炎)中医用药

1. 子宫内膜炎(子宫肌炎)辨证施治方

(1)热毒血瘀型急性子宫内膜炎(子宫肌炎)。主症可见高热、寒战、腹痛下坠,白带增多、呈脓血状,舌质红、舌苔黄腻,脉弦数。宜采用清热解毒、化瘀止痛等治则。药用金银花、紫花地丁、败酱草、蒲公英各 30 克,茵陈、苦参各 20 克,桃仁、延胡索各 12 克,牡丹皮、川楝子、大黄(后下)各 10 克。每日 1 剂,水煎取汁,分 2 次服用,连用 10 日。

(2)湿热血瘀型急性子宫内膜炎(子宫肌炎)。主症可见发热、腹痛,白带增多、呈脓血状、带臭味,舌质红、舌苔黄腻,脉弦滑。宜采用清热利湿、化瘀止痛等治则。药用红藤、蒲公英、椿根皮各 30 克,茵陈、金银花、连翘、大青叶各 20 克,当归、桃仁、红花、蒲黄(布包)各 10 克。每日 1 剂,水煎取汁,分 2 次服用,连用 7～10 日。

(3)湿毒血瘀型慢性子宫内膜炎(子宫肌炎)。主症可见下腹疼痛,白带增多、质稀薄、色淡黄、呈血性,舌质淡红或有瘀斑,脉虚弱。宜采用健脾祛湿、化瘀止痛等治则。药用黄芪、薏苡仁各 30 克,白术、木香、鸡内金各 12 克,香附、车前子(布包)、丹参、赤芍、乳香各 10 克。每日 1 剂,水煎取汁,分 2 次服用,连用 7～10 日。

2. 子宫内膜炎(子宫肌炎)秘验方

(1)冬瓜仁、金银花、紫花地丁、败酱草各 15～30 克,连翘、延胡索各 15 克,桃仁 12 克,大黄(后下)、牡丹皮、芒硝、川楝子各 10 克。每日 1 剂,水煎取汁,分 2 次服用,连用 7～10 日。具有清热解毒、理气活血、消肿止痛等作用，适用于热毒血瘀型急性子宫内膜炎（子宫肌炎）。

（2）水牛角（先煎）30 克，金银花、紫花地丁各 15～30 克，牡丹皮 15 克，连翘、黄连、夏枯草各 10 克。每日 1 剂，水煎取汁，分 2 次服用，连用 7～10 日。具有清热解毒、燥湿散结等作用，适用于热毒血瘀型急性子宫内膜炎（子宫肌炎）。

（3）红藤 50～100 克，忍冬藤、蒲公英、紫花地丁各 30 克，金银花、败酱草各 15～30 克，薏苡仁 15～20 克，牡丹皮、川楝子、延胡索各 10～15 克，制乳香、制没药、穿山甲（先煎）、皂角刺（后下）各 10 克。每日 1 剂，水煎取汁，分 2 次服用，连用 7～10 日。具有清热解毒、理气活血、化瘀止痛等作用，适用于热毒血瘀型急性子宫内膜炎（子宫肌炎）。

（4）红藤 15～50 克，紫花地丁、蒲公英、败酱草、金银花各15～30 克，牡丹皮 10～20 克，制乳香、制没药、延胡索各 10 克。每日 1 剂，水煎取汁，分 2 次服用，连用 7～10 日。具有清热解毒、化瘀止痛等作用，适用于热毒血瘀型急性子宫内膜炎（子宫肌炎）。

（5）金银花、红藤、败酱草、薏苡仁各 30 克，连翘 15～20 克，牡丹皮、栀子、赤芍、延胡索、川楝子各 10～15 克，桃仁、红花各 10 克。每日 1 剂，水煎取汁，分 2 次服用，连用 7～10 日。具有清热解毒、理气活血、化瘀止痛等作用，适用于热毒血瘀型急性子宫内膜炎（子宫肌炎）。

（6）红藤、蒲公英、紫花地丁各 30 克，金银花、连翘、生鳖甲（先煎）、大青叶、椿根皮各 15 克，生蒲黄（布包）12 克，升麻、桔梗、茵陈各 10 克，琥珀末（吞服）3 克。每日 1 剂，水煎取汁，分 2 次服用，连用 7～10 日。具有清热利湿、活血化瘀等作用，适用于湿热血瘀型急性子宫内膜炎（子宫肌炎）。

（7）金银花、薏苡仁、冬瓜仁各 15～30 克，赤芍、天花粉、牡丹皮各 15 克，穿山甲（先煎）、皂角刺（后下）、贝母、白芷、桃仁、当归、大黄（后下）各 10 克，甘草 5 克。每日 1 剂，水煎取汁，分 2 次服用，连用7～10日。具有清热利湿、活血化瘀、消肿止痛等作用，适用于湿热血瘀型急性子宫内膜炎(子宫肌炎)。

(8)石膏(打碎、先煎)50～180克，水牛角(先煎)30克，生地黄、金银花各15～30克，玄参、麦门冬、牡丹皮各15克，知母、连翘各10～20克，黄连、竹叶心各10克，甘草6克。每日1剂，水煎取汁，分2次服用，连用7～10日。具有清热凉血、活血解毒等作用，适用于热毒血瘀型急性子宫内膜炎(子宫肌炎)。

(9)连翘、金银花、黄檗、苦参、生薏苡仁、赤芍、白芍各15克，牛膝、川芎、当归各12克，栀子、木通各9克，甘草6克。每日1剂，水煎取汁，分2次服用，连用7～10日。具有清热利湿、清热解毒、化瘀止痛等作用，适用于湿毒血瘀型慢性子宫内膜炎(子宫肌炎)。

(10)败酱草、金银花、蒲公英各20克，瞿麦、萹蓄、滑石各15克，炒栀子、牡丹皮、川楝子各12克，大黄(后下)10克，车前子(布包)9克。每日1剂，水煎取汁，分2次服用，连用7～10日。具有清利湿毒、理气活血等作用，适用于湿毒血瘀型慢性子宫内膜炎(子宫肌炎)。

(11)金银花、红藤各30克，薏苡仁15克，赤芍、桃仁、牡丹皮、栀子各10克，乳香、没药各6克。每日1剂，水煎取汁，分2次服用，连用7～10日。具有清热解毒、化瘀止痛等作用，适用于热毒血瘀型急性子宫内膜炎(子宫肌炎)。

(12)金银花、连翘、蒲公英、红藤各30克，柴胡、枳壳、赤芍、生地黄、红花、桃仁、鳖甲各10克，甘草6克。每日1剂，水煎取汁，分2次服用，连用7～10日。具有清热解毒、化瘀止痛等作用，适用于热毒血瘀型急性子宫内膜炎(子宫肌炎)。

(13)红藤50克，败酱草30克，蒲公英、紫花地丁、黄檗、丹参各25克，牡丹皮、赤芍、延胡索、川楝子各15克。每日1剂，水煎取汁，分2次服用，连用7～10日。具有清热利湿、活血止痛等作用，适用于湿热血瘀型急性子宫内膜炎(子宫肌炎)。

(14)白头翁30克,秦皮15克,黄檗12克,黄连10克。每日1剂,水煎取汁,分2次服用,连用7～10日。具有清热利湿等作用,适用于湿热血瘀型急性子宫内膜炎(子宫肌炎)。

(15)忍冬藤、红藤各30克,大黄(后下)、紫草根、牡丹皮、赤芍、川楝子、制延胡索各9克,生甘草3克。每日1剂,水煎取汁,分2次服用,连用7～10日。具有清热解毒、理气止痛等作用,适用于热毒血瘀型急性子宫内膜炎(子宫肌炎)。

(16)丹参、金银花、连翘各15克,赤芍、延胡索各12克,桃仁9克,三棱、莪术各6克。每日1剂,水煎取汁,分2次服用,连用7～10日。具有活血化瘀止痛等作用,适用于湿毒血瘀型慢性子宫内膜炎(子宫肌炎)。

(17)丹参、金银花各30克,川芎、连翘、牡丹皮、赤芍、香附各12克,柴胡、黄芩、当归各9克,川芎6克。每日1剂,水煎取汁,分2次服用,连用7～10日。具有清热活血、理气止痛等作用,适用湿毒血瘀型慢性子宫内膜炎(子宫肌炎)。

(18)党参、丹参各30克,赤芍、桃仁、鸡内金、当归、香附各12克,牡丹皮、炮山甲各9克,莪术6克。每日1剂,水煎取汁,分2次服用,连用7～10日。具有益气活血、化瘀消肿、行气止痛等作用,适用于湿毒血瘀型慢性子宫内膜炎(子宫肌炎)。

(19)薏苡仁30克,益母草、败酱草各25克,丹参、鹿角霜、茯苓各20克,赤芍、牛膝、芡实各15克,当归、桃仁、莪术各10克,红花9克。每日1剂,水煎取汁,分2次服用,连用7～10日。具有健脾祛湿、活血化瘀、止痛等作用,适用于湿毒血瘀型慢性子宫内膜炎(子宫肌炎)。

(20)红藤、败酱草、黄芩各20克,丹参15克,当归、赤芍、桃仁各12克,穿山甲、三棱各10克,香附6克。每日1剂,水煎取汁,分2次服用,连用7～10日。具有清热利湿、活血化瘀、消肿止痛等作用,适用于湿毒血瘀型慢性子宫内膜炎(子宫肌炎)。

3. 子宫内膜炎(子宫肌炎)成药方

(1)西黄丸。由乳香、麝香、牛黄制成。每次3克,每日2次,温开水送服。具有清热解毒、和营消肿等作用,适用于热毒血瘀型急性子宫内膜炎(子宫肌炎)。

(2)梅花点舌丹。由白梅花、沉香、没药、血竭、乳香制成。每次2～3粒,每日2次,温开水送服。具有清热解毒、消肿止痛等作用,适用于热毒血瘀型急性子宫内膜炎(子宫肌炎)。

(3)活血解毒丸。由乳香、没药、蜈蚣、雄黄、葛蒲膏制成。每次3克,每日2次,温开水送服。具有活血清毒、消肿止痛等作用,适用于热毒血瘀型急性子宫内膜炎(子宫肌炎)。

(4)清血内消丸。由金银花、连翘、乳香、没药、黄檗制成。每次6克,每日2次,温开水送服。具有清热祛湿、活血止痛等作用,适用于湿毒血瘀型慢性子宫内膜炎(子宫肌炎)。

(5)千金止带丸。由人参、白术、小茴香、杜仲炭、当归、鸡冠花、椿根皮制成。每次6～9克,每日2～3次,温开水送服。具有温经散寒、利湿止带等作用,适用于湿毒血瘀型慢性子宫内膜炎(子宫肌炎)。

4. 子宫内膜炎(子宫肌炎)煎剂方

(1)盆腔化瘀汤。当归尾、益母草、香附、苏梗各3克。随症加减用药。①发热:加金银花、蒲公英、败酱草。②腹痛:加川楝子。③带下增多:加土茯苓。④失眠:加五味子。⑤食欲不振:加焦三仙。⑥月经过多:加阿胶。每日1剂,水煎取汁,分2次服用。具有活血化瘀、调和气血等作用,适用于各型子宫内膜炎(子宫肌炎)。

(2)双红合剂。红藤15～30克,花麦肾、贯众各15克,败酱草、蒲公英、萆薢各12克,红木香10克。随症加减用药。①偏湿热重:加紫茉莉、苦参、槐花、土茯苓。②发热甚:加野菊花、荆芥、鸭跖草。③瘀热甚:加王不留行、失笑散、乳香、没药。④转为慢性:加荔枝肾、扶芳藤、梵天花。⑤气血两虚:加鸡血藤、薏苡仁、当归、黄芪。每日1剂，水煎取汁，分2次服用。具有清热解毒、利湿理气、活血化瘀等作用，适用于湿热血瘀型急性子宫内膜炎（子宫肌炎）。

（3）消化汤。苎麻根、蒲公英、败酱草各20克，茜草、海螵蛸、益母草各15克，桃仁、山楂、泽泻各10克，血竭6克。随症加减用药。①腹痛：加金银花、延胡索。②赤白带下：加马鞭草、生薏苡仁。③腰酸：加续断、桑寄生。④血虚：加当归、阿胶。每日1剂，水煎取汁，分2次服用。具有清热解毒、化瘀止痛等作用，适用于热毒血瘀型急性子宫内膜炎（子宫肌炎）。

（4）复方消炎丸。赤芍30克，芡实、土茯苓、丹参各25克，当归20克，三棱、莪术、川楝子、延胡索各15克，香附10克。随症加减用药。①偏热：加苦参、黄檗各15克。②偏寒：加炮姜、小茴香各10克。各味共研为细末拌匀，炼蜜为丸，每丸10克。每次1～2丸，每日3次，温开水送服。具有活血化瘀、清热解毒等作用，适用于湿毒血瘀型慢性子宫内膜炎（子宫肌炎）。

（5）妇炎康。芡实52克，山药30克，土茯苓、当归、丹参各25克，赤芍、延胡索、川楝子、三棱、莪术各15克，香附10克。随症加减用药。①湿热瘀结：加黄檗、苦参各15克。②寒湿气滞：加炮姜、小茴香各10克。各味共研为细末拌匀，炼蜜为丸，每丸10克。每次1丸，每日3次，温开水送服，连用1个月为1个疗程。具有清热解毒、活血祛瘀、消肿止痛等作用，适用于热毒血瘀型急性子宫内膜炎（子宫肌炎）。

（6）败酱合剂。败酱草、夏枯草、薏苡仁各30克，丹参20克，赤芍、延胡索各12克，木香10克。水煎取汁500毫升，分成5份，每日1份，分2次服用。具有清热解毒、活血化瘀、行气利湿等作用，适用于热毒血瘀型急性子宫内膜炎（子宫肌炎）。

（7）白头翁汤。白头翁30克，秦皮15克，黄檗12克，黄连10克。随症加减用药。①产后恶露不净：加贯众炭、益母草。②气虚多汗：加炙黄芪、党参。③体温39℃以上：加金银花、蒲公英。④

少腹疼痛:加香附、橘核仁。⑤盆腔包块:加穿山甲、赤芍。⑥盆腔积液:加薏苡仁、瞿麦。⑦食欲不振:加陈皮、茯苓、砂仁。⑧大便干燥:加大黄。每日1剂,水煎取汁,分2次服用。具有清热解毒、清热利湿等作用,适用于热毒血瘀型、湿热血瘀型急性子宫内膜炎(子宫肌炎)。

(8)二藤汤。忍冬藤、蜀红藤各30克,大黄、大青叶、紫草根、牡丹皮、赤芍、川楝子、炙延胡索各9克,生甘草3克。随症加减用药。①高热不退:加石膏。②黄带多:去赤芍,加椿根皮、萆薢。③尿道热痛涩痛:加车前子、猪茯苓。④盆腔或附件炎性包块:去川楝子,加三棱、莪术。⑤高热神昏:加紫雪丹(每次1粒,每日2次,温开水送服)。每日1剂,水煎取汁,分2次服用。具有清热解毒、理气止痛等作用,适用于热毒血瘀型急性子宫内膜炎(子宫肌炎)。

(9)红酱解毒汤。红藤、败酱草、蒲公英各30克,生薏苡仁、皂角刺各15克,全当归、炒川芎、丹参、赤芍、泽泻、川楝子、枳壳各10克。随症加减用药。①发热、腹痛:加七叶一枝花、金银花、知母、栀子。②白带多:加黄檗、椿根皮。③腰膝酸软:加续断、桑寄生。④卵巢囊肿:加穿山甲、夏枯草、浙贝、桃仁。每日1剂,水煎取汁,分2次服用。具有清热解毒、活血化瘀、理气止痛等作用,适用于热毒血瘀型急性子宫内膜炎(子宫肌炎)。

(10)清热解毒汤。金银花、连翘、红藤、败酱草各30克,薏苡仁、栀子、桃仁各12克,牡丹皮、川楝子各9克,赤芍、乳香、没药、甘草各6克。随症加减用药。①便秘:加大黄。②带下秽臭:加黄檗、茵陈、茯苓。③盆腔炎性包块或附件增厚:加三棱、莪术。④腹痛:加延胡索、香附、木香。每日1剂,水煎取汁,分2次服用。具有清热解毒、活血化瘀、理气止痛等作用,适用于热毒血瘀型急性子宫内膜炎(子宫肌炎)。

(11)益母草煎。薏苡仁30克,益母草、败酱草各25克,丹参、鹿角霜、茯苓各20克,赤芍、牛膝、芡实各15克,当归、桃仁、莪术各10克,红花9克。随症加减用药。①湿热:去鹿角霜,加红藤、黄檗、蒲公英、车前子。②寒湿：加桂枝、小茴香、炮姜。③小腹刺痛：加穿山甲或失笑散。④疼痛甚：加鸡血藤、续断。⑤气虚：加人参、黄芪。每日 1 剂，水煎取汁，分 2 次服用，连用 20 日为 1 个疗程。具有健脾祛湿、活血化瘀、消肿止痛等作用，适用于湿毒血瘀型慢性子宫内膜炎（子宫肌炎）。

(12)复方金刚藤煎。金刚藤、火红藤、白花蛇舌草各 15 克，两面针 9 克。每日 1 剂，水煎取汁，分 2 次服用，连用 1 个月为 1 个疗程。具有清利湿毒等作用，适用于湿毒血瘀型慢性子宫内膜炎（子宫肌炎）。

(13)宫炎灵。红藤、鱼腥草各 30 克，金银花、赤芍各 20 克，土茯苓、黄芪、丹参、牡丹皮各 15 克，延胡索、皂角刺、甘草各 10 克。每日 1 剂，水煎取汁，分 2 次服用，连用 2 周为 1 个疗程。具有清利湿毒、活血化瘀、消结止痛等作用，适用于湿毒血瘀型慢性子宫内膜炎（子宫肌炎）。

(14)活血清盆汤。红藤、败酱草各 30 克，鸡血藤、薏苡仁各 15 克，当归、丹参、牡丹皮、赤芍、延胡索各 10 克，广木香 6 克。随症加减用药。①热毒炽盛、湿热阻滞：加蒲公英、黄檗、大黄。②寒湿凝滞：去红藤、败酱草，加桂枝、吴茱萸、小茴香。③体虚久病或脾气虚弱：加黄芪、党参、白术。④盆腔炎性包块：加三棱、莪术。每日 1 剂，水煎取汁，分 2 次服用。具有清热解毒、活血化瘀、理气止痛等作用，适用于热毒血瘀型急性子宫内膜炎（子宫肌炎）。

(15)当归四逆汤。蒲公英 30 克，金银花 24 克，白芍 18 克，萆薢15 克，当归、木通各 12 克，桂枝 9 克，甘草 6 克，细辛 3 克，大枣 3 个。随症加减用药。①湿热重：加大黄、黄檗、薏苡仁。②虚寒重：加黄芪、吴茱萸、小茴香。③腹痛：加延胡索、川楝子。④脓血样带下：加地榆、贯众。⑤下腹痛坠胀：加荔枝核、橘核、黄芪、升麻。⑥盆腔炎性包块：加炮穿山甲、水蛭。⑦腰膝酸软：加杜仲、桑寄生。每日 1 剂，水煎取汁，分 2 次服用，连用 10 日为 1 个疗程。具有清利湿毒、散寒止痛等作用，适用于湿毒血瘀型慢性子宫内膜炎(子宫肌炎)。

(16)棱莪汤。红藤、败酱草各30克,薏苡仁15克,海螵蛸12克,三棱、莪术、丹参、牡丹皮、赤芍、延胡索、续断、桑寄生、狗脊、黄檗各10克。每日1剂,水煎取汁,分2次服用,连用15日为1个疗程。具有清利湿毒、活血化瘀、理气止痛等作用,适用于湿毒血瘀型慢性子宫内膜炎(子宫肌炎)。

(17)当归芍药煎。白芍30克,泽泻18克,白花蛇舌草、红藤各15克,川芎、茯苓、白术、薏苡仁各12克,当归9克。随症加减用药。①湿热瘀结:加生地黄、牡丹皮。②气滞血瘀:加桃仁、丹参、三棱、莪术。③寒凝胞宫:加小茴香、肉桂。每日1剂,水煎取汁,分2次服用,连用2周为1个疗程。具有清利湿毒、化瘀止痛等作用,适用于湿毒血瘀型慢性子宫内膜炎(子宫肌炎)。

(18)活血解毒汤。土茯苓、白花蛇舌草各30克,牡丹皮20克,赤芍、当归各15克,炒桃仁、红花、虎杖、郁金、刘寄奴各12克,川芎、五灵脂各10克,甘草6克。随症加减用药。①有结核病史:去甘草,加夏枯草、炙鳖甲、海藻、昆布。②腰腹坠胀痛甚:加桂枝、黄檗、芡实。③急性发作:加蒲公英、金银花、连翘。每日1剂,水煎取汁,分2次服用。具有清利湿毒、化瘀止痛等作用,适用于湿毒血瘀型慢性子宫内膜炎(子宫肌炎)。

(19)加味桂枝茯苓汤。生黄芪40克,茯苓、泽泻、益母草、赤芍、薏苡仁各30克,桂枝、牡丹皮各12克,桃仁10克。每日1剂,水煎取汁,分2次服用,连用15日为1个疗程。具有健脾祛湿、化瘀止痛等作用,适用于湿毒血瘀型慢性子宫内膜炎(子宫肌炎)。

三、子宫内膜炎(子宫肌炎)食疗

1. 子宫内膜炎(子宫肌炎)饮食宜忌

(1)饮食宜清淡。宜食富含维生素的新鲜蔬菜和水果。

(2)热毒血瘀型急性子宫内膜炎(子宫肌炎)。饮食宜清淡、寒凉、易消化,宜食富含水分、营养、维生素和清热解毒食物,如青菜、荠菜、芹菜、豌豆苗、菊花络、鲜藕、荸荠、梨、枇杷、西瓜等。

(3)湿热血瘀型急性子宫内膜炎(子宫肌炎)。宜食清利湿热食物,如鲜蒲公英、鲜车前草、鲜鱼腥草、茯苓、薏苡仁、芡实、马兰头、枸杞头、冬瓜、绿豆、赤小豆等。

(4)湿毒血瘀型慢性子宫内膜炎(子宫肌炎)。宜食健脾祛湿食物,如山药、白扁豆、豇豆、蚕豆、薏苡仁、莲子、红枣、墨鱼、桂鱼等。

(5)忌食辛辣刺激性食物。如辣椒、辣酱、蒜、葱、咖喱、咖啡、可可、烟、酒等。

2. 热毒血瘀型急性子宫内膜炎(子宫肌炎)食疗方

热毒血瘀型急性子宫内膜炎(子宫肌炎)主症、治则见前文介绍,以下食疗方,供酌情选用。

(1)金银花藤、蒲公英、益母草各 30 克,野菊花、土茯苓各 15 克,贯众、椿根皮各 12 克,红花、槐花各 10 克,绿豆、大米各 60 克,冰糖适量。前 9 味水煎取汁,入大米煮化,入绿豆煮成粥,加冰糖煮溶调味即可。每日 1 剂,分 2 次食用。

(2)金银花、紫花地丁、丹参各 30 克,天葵子、茯苓各 12 克,桃仁(打碎)10 克,赤小豆、粳米各 60 克,白糖适量。前 6 味水煎取汁,入赤小豆煮化,入粳米煮成粥,加白糖调味即可。每日 1 剂,分 2 次食用。

(3)紫花地丁、野菊花、蒲公英、鸡血藤各 30 克,莪术、没药各 10 克,冬瓜丁(去皮)、大米各 60 克,冰糖适量。前 6 味水煎取汁,入大米煮化,入冬瓜丁煮成粥,加白糖调味即可。每日 1 剂,分 2 次食用。

3. 湿热血瘀型急性子宫内膜炎(子宫肌炎)食疗方

湿热血瘀型急性子宫内膜炎(子宫肌炎)主症、治则见前文介绍,以下食疗方,供酌情选用。

(1)龙胆草、栀子、益母草各 20 克,丹参、赤芍各 10 克,大米 60 克,白糖适量。前 5 味水煎取汁,入大米煮成粥,加白糖调味即可。每日 1 剂,分 2 次食用。

(2)夏枯草、土茯苓、椿根皮各20克,牛膝、黄檗、猪茯苓、赤芍、鸡血藤各10克,粳米60克,白糖适量。前8味水煎取汁,入粳米煮成粥,加白糖调味即可。每日1剂,分2次食用。

(3)茵陈、炒栀子、益母草各20克,黄檗、苍术、牛膝、红花各10克,大米60克,饴糖适量。前7味水煎取汁,入粳米煮成粥,加饴糖调味即可。每日1剂,分2次食用。

4. 湿毒血瘀型慢性子宫内膜炎(子宫肌炎)食疗方

湿毒血瘀型慢性子宫内膜炎(子宫肌炎)主症、治则见前文介绍,以下食疗方,供酌情选用。

(1)龙胆草、车前草各20克,白术、泽泻、赤芍、莪术各10克,薏苡仁、大米各60克,白糖适量。前6味水煎取汁,入薏苡仁煮化,入大米煮成粥,加白糖调味即可。每日1剂,分2次食用。

(2)茵陈、椿根皮各20克,益母草、丹参各15克,苍术、黄芪各10克,薏苡仁、粳米各60克,白糖适量。前6味水煎取汁,入薏苡仁煮化,入粳米煮成粥,加白糖调味即可。每日1剂,分2次食用。

(3)蒲公英、冬瓜皮各20克,黄芪、丹参、苍术、三棱各10克,芡实米、薏苡仁、大米各30克,白糖适量。前6味水煎取汁,入薏苡仁、芡实米煮化,入大米煮成粥,加白糖调味即可。每日1剂,分2次食用。

第三章 子宫肌瘤用药与食疗

子宫肌瘤是由增生的子宫平滑肌组织和少量结缔组织形成的良性肿瘤，又称子宫平滑肌瘤，是女性生殖器官中常见的良性肿瘤，多见于30～50岁女性。按子宫肌瘤发生在子宫的部位不同，分为子宫体肌瘤（占92%）和子宫颈肌瘤（占8%）；按子宫肌瘤与子宫肌壁的关系，分为子宫肌壁间肌瘤（占60%～70%）、子宫浆膜下肌瘤（占20%）和子宫黏膜下肌瘤（占1%～15%）。子宫肌瘤主要临床表现为不规则的阴道出血，由于子宫肌瘤部位不同，阴道出血也表现各异。子宫壁间肌瘤临床表现为月经量增多、月经期延长；子宫黏膜下肌瘤临床表现为阴道持续性出血或不规则出血，并伴水样溢液；子宫浆膜下肌瘤很少有出血症状。阴道出血量多或时间过长，常伴不同程度的贫血表现，如头晕、乏力、面色苍白、气短、心悸等。此外，还可出现腹部肿块、腹痛、腰酸、下腹坠胀、白带增多、不孕和压迫邻近器官等临床表现。子宫肌瘤压迫膀胱可导致尿频、排尿困难、尿潴留等，子宫肌瘤压迫输尿管可导致肾盂积水等，子宫肌瘤压迫直肠可导致排便困难等。部分子宫肌瘤可无临床表现，仅在妇科检查中发现。

子宫肌瘤属于中医学癥瘕、瘕聚、肠覃、石瘕等范畴。根据子宫肌瘤临床表现，中医学将子宫肌瘤辨证分为血瘀停滞型、气滞血瘀型、寒凝血瘀型、痰瘀互结型、气虚血瘀型等施治。

一、子宫肌瘤西医用药

1. 子宫肌瘤治疗原则

子宫肌瘤是性激素依赖性肿瘤，可随体内性激素减少而逐渐萎缩或消失，很少恶变，故治疗应根据患者年龄、生育要求、临床表现，以及子宫肌瘤大小、数目和发生在子宫的部位等全面考虑，其治疗原则如下。

(1)子宫肌瘤较小而无症状,特别是近绝经期女性,性激素水平低下,子宫肌瘤多可逐渐萎缩或消失。一般3~6个月随访B超检查1次,若子宫肌瘤持续增大或出现明显症状时,应进一步治疗。

(2)子宫肌瘤小于2个月妊娠子宫、症状较轻、近绝经期或全身情况不宜手术女性,可应用雄激素治疗。雄激素可对抗雌激素,使子宫内膜萎缩,增强子宫平滑肌收缩,从而减少出血。应用雄激素治疗要慎重,应在妇科医生指导下进行。

(3)子宫肌瘤大于3个月妊娠子宫、严重腹痛并影响日常生活、出血量多导致贫血或虽出血量少但药物治疗无效,确诊子宫肌瘤是不孕或反复流产的唯一原因、确诊子宫肌瘤属于子宫黏膜下肌瘤,子宫肌瘤迅速生长疑有恶变、子宫肌瘤在绝经后不缩小反而增大、子宫肌瘤压迫近邻近器官(如膀胱、输尿管、直肠等),以及有生育要求的年轻女性等,应尽早手术治疗。

2. 子宫肌瘤减少出血用药方

丙酸睾酮,每次25毫克,每日1~3次,肌内注射;月经期,每次25毫克,每日1次,肌内注射,连用3日。

每月剂量不宜超过300毫克,否则会引起女性男性化表现。过敏体质禁用,肝肾功能不全、高血压等慎用。

3. 子宫肌瘤瘤体较小用药方

米非司酮,每次10毫克,每日1次,口服,连用3个月。

服药期间会引起闭经,肝肾功能不全禁用,戒烟。

4. 子宫肌瘤缩小瘤体用药方

亮丙瑞林,每次3.75毫克,每月1次,皮下注射,连用4个月;或戈舍瑞林,每次3.6毫克,每日1次,皮下注射,连用4个月。

有类似围绝经期症状等不良反应,停药后易复发,连续用药不宜超过6个月,妊娠期、哺乳期、过敏体质等禁用。

二、子宫肌瘤中医用药

1. 子宫肌瘤辨证施治方

(1)血瘀停滞型子宫肌瘤。主症可见腹部包块坚硬固定,小腹疼痛、拒按，面色晦暗、口干不欲饮，月经过多或夹血块，或月经后期、月经期延长，或漏下不止，舌质紫暗有瘀斑或瘀点、舌苔厚而干，脉沉涩或弦。宜采用活血逐瘀、消癥散结等治则，方用大黄䗪虫丸加减。药用生地黄 15 克，桃仁、杏仁、芍药各 12 克，黄芩、䗪虫各 10 克，甘草 9 克，大黄、水蛭各 6 克，虻虫、蛴螬各 5 克，干漆 3 克。每日 1 剂，水煎取汁，分 2 次服用。

(2)气滞血瘀型子宫肌瘤。主症可见少腹胀痛、月经前乳房胀痛、心烦易怒、口苦口干，月经先期或后期，月经过多或过少、时崩时漏，月经血色暗红、夹瘀块或块大且多，或月经行而不畅、淋漓不断，舌质红、舌苔薄白边尖瘀，脉弦细数。宜采用疏肝行气、活血化瘀、消癥等治则，方用血府逐瘀汤合失笑散加减。药用桃仁 20 克，川芎、赤芍、桔梗、柴胡、枳壳、五灵脂、蒲黄各 10 克，红花、当归、生地黄、牛膝各 9 克，甘草 6 克。每日 1 剂，水煎取汁，分 2 次服用。

(3)寒凝血瘀型子宫肌瘤。主症可见腹部包块、胀硬疼痛，面色晦暗、身冷畏寒，小腹冷痛、得热则减、拒按，月经后期，月经过少或闭经、月经血色暗或淡或有水迹，带下量多、色白、质清稀，舌质淡、舌苔薄白或白腻，脉沉涩有力。宜采用温经活血、化瘀消癥等治则，方用桂枝茯苓丸加减。药用薏苡仁 20 克，桂枝、茯苓、芍药、牡丹皮、桃仁各 12 克，苍术、艾叶、当归、川芎各 10 克，吴茱萸 6 克。每日 1 剂，水煎取汁，分 2 次服用。

(4)痰瘀互结型子宫肌瘤。主症可见腹部包块、胀满、时或作痛、触之或硬或软，胸脘痞满或呕恶痞多、头眩、水肿、形体肥胖，月经过少或闭经，带下量多、色白、质黏，舌苔白腻，脉沉滑或弦滑。宜采用理气化痰、活血化瘀、消癥等治则，方用开郁二陈汤合消瘦丸加减。药用牡蛎 30 克，浙贝、生姜各 15 克，陈皮、茯苓、苍术、香附、川芎、槟榔各 12 克，半夏、青皮、莪术、玄参各 10 克，甘草 6 克。每日 1 剂，水煎取汁，分 2 次服用。

(5)气虚血瘀型子宫肌瘤。主症可见小腹胀坠作痛、喜温喜按，纳少神倦、气短懒言、腰膝酸软、便溏，月经过多，或漏或崩，月经血色淡、质清稀，舌边尖有齿痕、舌边有瘀点、舌苔薄白，脉沉细。宜采用益气固冲、化瘀止血、消癥等治则，方用举元煎合失笑散加减。药用党参 30 克，黄芪 18 克，炒蒲黄、炒五灵脂各 12 克，白术、炙甘草各 9 克，炒升麻 6 克。每日 1 剂，水煎取汁，分 2 次服用。

2. 子宫肌瘤秘验方

(1)山楂 12 克，山慈姑、桃仁、赤芍、茯苓各 10 克，香附、枳壳各 9 克，牡丹皮、桂枝各 8 克，穿山甲 7 克，水蛭 6 克。每日 1 剂，水煎取汁，分 2 次饭后服用。具有活血逐瘀、消癥散结等作用，适用于血瘀停滞型子宫肌瘤。

(2)红藤 30 克，生地黄、三棱各 20 克，当归、延胡索、槐角各 15 克，五灵脂、漏芦各 12 克，赤芍、白芍、川芎、桃仁、牡丹皮、枳壳、青皮各 10 克，公丁香 6 克，炙甘草 5 克。每日 1 剂，水煎取汁，分 2 次服用。具有疏肝理气、活血化瘀、软坚散结等作用，适用于气滞血瘀型子宫肌瘤。

(3)三棱、莪术、荔枝壳各 15 克，白芍 12 克，延胡索、香附、枳壳、陈皮、川芎、川楝子、山楂、郁金各 10 克。每日 1 剂，水煎取汁，分 2 次服用。具有疏肝行滞、化瘀散结等作用，适用于气滞血瘀型子宫肌瘤。

(4)三棱、莪术各 25 克，丁香、枳壳、川楝子、小茴香各 15 克，木香、青皮各 10 克。每日 1 剂，水煎取汁，分 2 次服用。具有行气导滞、活血消癥等作用，适用于气滞血瘀型子宫肌瘤。

(5)丹参、紫草根各 15 克，阿胶(烊化冲服)、益母草各 12 克，当归、生地黄、白芍、茜草、刘寄奴、蒲黄(布包)、川芎各 9 克。每日 1 剂，水煎取汁，分 2 次服用。具有活血化瘀、调经消癥等作用，适用于血瘀停滞型子宫肌瘤。

(6)花蕊石(先煎)15 克，炒当归、赤芍、白芍、石打穿、五灵脂、黄芪、党参各 10 克，制香附 9 克，蒲黄(布包)6 克，血竭末(吞服)、琥珀末(吞服)各 4 克。每日 1 剂，水煎取汁，分 2 次服用。具有活血化瘀、调经消癥等作用，适用于血瘀停滞型子宫肌瘤。

(7)茯苓15克，赤芍12克，桂枝、牡丹皮、莪术、桃仁、红花各10克，白芍9克。每日1剂，水煎取汁，分2次服用。具有温阳散寒、活血化瘀、软坚消癥等作用，适用于寒凝血瘀型子宫肌瘤。

(8)小茴香、赤芍、昆布各15克，延胡索、蒲黄(布包)各12克，干姜、没药、当归、川芎、肉桂、五灵脂、水蛭各10克。每日1剂，水煎取汁，分2次服用。具有暖宫散寒、化瘀散结等作用，适用于寒凝血瘀型子宫肌瘤。

(9)桂枝、茯苓、赤芍、牡丹皮、桃仁各15克。每日1剂，水煎取汁，分2次服用。具有温阳散寒、活血化瘀、消癥散结等作用，适用于寒凝血瘀型子宫肌瘤。

(10)黄芪、熟地黄各10～30克，人参(另煎)、当归各10～15克，白术10克，黑姜炭3～5克。每日1剂，水煎取汁，分2次服用。具有益气养阴、祛瘀止血等作用，适用于气虚血瘀型子宫肌瘤。

(11)生地黄10～30克，白芍10～15克，人参(另煎)、升麻、茜草、大蓟、小蓟、山楂、槐花、海螵蛸各10克。每日1剂，水煎取汁，分2次服用。具有益气养阴、祛瘀止血等作用，适用于气虚血瘀型子宫肌瘤。

(12)党参、黄芪、太子参、山药、白术、南沙参、枳壳、昆布、山慈姑各15克，三棱、莪术、夏枯草各10克。每日1剂，水煎取汁，分2次服用。具有补气健脾、化瘀散结等作用，适用于气虚血瘀型子宫肌瘤。

(13)党参30克，白术、赤芍、当归、三棱、莪术各15克，茯苓、熟地黄、川芎各12克，甘草6克。每日1剂，水煎取汁，分2次服用。具有益气养血、化瘀止血等作用，适用于气虚血瘀型子宫肌瘤。

(14)黄芪30克，丹参、川楝子、白芍各15克，佛手、延胡索各12克，木香、海螵蛸、贝母各10克，甘草6克。每日1剂，水煎取汁，分 2 次服用。具有益气养血、祛瘀消癥等作用，适用于气虚血瘀型子宫肌瘤。

(15)禹余粮(先煎)、代赭石(先煎)、紫石英(先煎)、赤石脂(先煎)、五灵脂各 15 克，乳香、没药各 10 克，朱砂 2 克(冲服)。每日 1 剂，水煎取汁，分 2 次服用。具有清热化瘀、凉血止血等作用，适用于痰瘀互结型子宫肌瘤。

(16)生地黄 15 克，当归、赤芍、牡丹皮、枳壳、桃仁、龟甲(先煎)、制大黄各 10 克。每日 1 剂，水煎取汁，分 2 次服用。具有清热化瘀、凉血止血等作用，适用于痰瘀互结型子宫肌瘤。

(17)生地黄、赤芍各 15 克，制大黄、当归、枳壳、龟甲、桃仁各 10 克。每日 1 剂，水煎取汁，分 2 次服用。具有清热化瘀、调理冲任等作用，适用于痰瘀互结型子宫肌瘤。

(18)蒲公英、连翘各 15 克，当归、穿山甲、白芍、乳香、没药、香附各 12 克，皂角刺、三棱、莪术、何首乌各 10 克。每日 1 剂，水煎取汁，分 2 次服用。具有清热消腐、活血化瘀、散结镇痛等作用，适用于痰瘀互结型子宫肌瘤。

(19)党参 30 克，白术、赤芍、当归、三棱、莪术各 15 克，茯苓、熟地黄、川芎各 12 克，甘草 6 克。每日 1 剂，水煎取汁，分 2 次服用。具有益气补血、活血化瘀、止血等作用，适用于气虚血瘀型子宫肌瘤。

(20)黄芪 30 克，丹参、川楝子、白芍各 15 克，佛手、延胡索各 12 克，木香、海螵蛸、贝母各 10 克，甘草 5 克。每日 1 剂，水煎取汁，分 2 次服用。具有益气养血、祛瘀消癥等作用，适用于气虚血瘀型子宫肌瘤。

(21)黄芪、半枝莲、七叶一枝花各 30 克，黄精、鬼箭羽各 20 克，玉米须 15～20 克，白术、升麻、震灵丹各 12 克，人参(先煎)、生地黄、熟地黄、荆芥穗、炙甘草各 10 克。每日 1 剂，水煎取汁，分 2 次服用。具有益气健脾、疏肝固冲、消瘤缩宫等作用，适用于气滞血瘀型子宫肌瘤。

(22)鬼箭羽20克,茯苓、夏枯草各12克,赤芍、牡丹皮、桃仁、三棱、莪术、海藻各10克,桂枝、水蛭各5克。每日1剂,水煎取汁,分2次服用。具有消癥散结等作用,适用于痰瘀互结型子宫肌瘤。

(23)昆布、海藻、海浮石、生牡蛎各30克,山慈姑、夏枯草各15克。每日1剂,水煎取汁,分2次服用。具有软坚散结、解毒活血等作用,适用于痰瘀互结型子宫肌瘤。

3. 子宫肌瘤成药方

(1)三七片。由三七制成。每次2片,每日2～3次,温开水送服。具有化瘀止血等作用,适用于血瘀停滞型子宫肌瘤。

(2)丹七片。由丹参、三七制成。每次3～5片,每日2次,温开水送服。具有活血化瘀、消肿止痛等作用,适用于血瘀停滞型子宫肌瘤。

(3)益母草膏。由益母草、川芎、当归、木香、生地黄、白芍制成。每次9～15克,每日2次,温开水调服。具有化瘀生新、养血调经等作用,适用于气虚血瘀型子宫肌瘤。

(4)桂枝茯苓胶囊。由桂枝、茯苓、桃仁、白芍、牡丹皮制成。每次3粒,每日3次,饭后服用,连用3个月为1个疗程。具有活血化瘀、缓消癥块等作用,适用于血瘀停滞型子宫肌瘤。

(5)宫瘤清胶囊。由熟大黄、䗪虫、水蛭、桃仁、蒲黄、枳壳、牡蛎、生地黄、白芍、甘草制成。每次3粒,每日3次,饭后服用,连用3个月为1个疗程。具有活血逐瘀、消癥散结、养阴清热、止血等作用,适用于气虚血瘀型子宫肌瘤。

(6)少腹逐瘀丸。由当归、蒲黄、醋炒五灵脂、赤芍、盐炒小茴香、醋制延胡索、炒没药、川芎、肉桂、炮姜制成。每次1丸,每日2～3次,温开水送服。具有活血逐瘀、祛寒止痛等作用,适用于寒凝血瘀型子宫肌瘤。

(7)血府逐瘀口服液。由当归、生地黄、桃仁、红花、枳壳、赤芍、柴胡、甘草、桔梗、川芎、牛膝制成。每次10毫升,每日3次,非月经期口服。具有活血化瘀、行气止痛等作用，适用于气滞血瘀型子宫肌瘤。

(8)海藻软坚散。由昆布、海藻、海浮石、生牡蛎、山慈姑、夏枯草制成。每次10粒，每日3次，温开水送服。具有软坚散结、解毒活血等作用，适用于痰瘀互结型子宫肌瘤。

4. 子宫肌瘤煎剂方

(1)活血化瘀汤。瓦楞子20～30克，牡丹皮、赤芍、益母草各6～12克，茯苓、桃仁、香附、炙鳖甲各6～10克，三棱、莪术各6～10克，桂枝3～6克。随症加减用药。①兼痰型：加浙贝、牡蛎。②兼热型：加大黄、黄芩或黄檗。③气虚：加党参、白术。④血虚：加当归、阿胶。⑤月经过多：加仙鹤草、地榆炭、海螵蛸。⑥血块多：加茜草炭、蒲黄炭。⑦腹痛：加延胡索或失笑散。⑧肝郁：加青皮、枳壳。⑨肝郁化火：加柴胡、黄芩。⑩闭经：加大黄、䗪虫、穿山甲。每日1剂，水煎取汁，分2次服用，连用1个月后，改为每2日1剂。具有活血逐瘀、消癥散结等作用，适用于血瘀停滞型子宫肌瘤。

(2)消癥汤。牡蛎30克，皂角刺、黄芪各15～30克，乌梅10～30克，莪术、茯苓各15克，牡丹皮、半夏、川楝子各12克，桂枝、桃仁、三棱各10克，穿山甲6～15克，水蛭6～10克。随症加减用药。①气虚：加党参、白术。②阴虚：加生地黄、地骨皮。③血虚：加阿胶。④带下量多：加苍术、薏苡仁、败酱草。⑤腰痛：加桑寄生。⑥腹胀、腹痛：加五灵脂、香附。⑦出血量多：加三七粉、地榆炭。⑧食欲不振：加鸡内金、砂仁。每日1剂，水煎取汁，分2次服用，连用10日为1个疗程。具有祛瘀生新、行气攻坚、破结消癥等作用，适用于血瘀停滞型子宫肌瘤。

(3)莪术消癥汤。丹参、白花蛇舌草各30克，牡蛎、夏枯草各20克，鳖甲15克，莪术、三棱、川芎、木香、半枝莲、党参、海藻各10克，桂枝9克。每日1剂，水煎取汁，分2次服用，连用3个月为1个疗程。具有活血化瘀、化癥散结、解毒等作用，适用于血瘀停滞型子宫肌瘤。

(4)三甲二虫汤。牡蛎15克，炒桃仁、水蛭、䗪虫各12克，赤芍、桂枝、牡丹皮、茯苓、知母、黄檗各10克，炙鳖甲、炙龟甲各9克，甘草6克。随症加减用药。①月经过多：加白芍、黄芩炭、地榆炭、阿胶。②月经血色淡、质稀：加党参、黄芪、炒白术。③月经过少、下腹坠痛：加当归、三棱、莪术、泽兰。④下腹坠胀：加五灵脂、炒蒲黄、刘寄奴、延胡索。⑤带下量多、黏稠秽臭：加忍冬藤、土茯苓、白花蛇舌草。每日1剂，水煎取汁，分2次服用。具有活血祛瘀、消癥散结等作用，适用于血瘀停滞型子宫肌瘤。

(5)化瘤口服液。煅牡蛎180克，紫丹参90克，当归尾、桃仁、红花、三棱、莪术、黄药子、山慈姑、香附、枳壳各60克，水蛭、䗪虫各45克。水煎取汁2次，每次水煎40分钟，合并药汁1.05升，静置12小时过滤，加羟苯乙酯0.5克、苯甲酸钠5克，制成1升药汁，分装4瓶，以流通蒸汽灭菌30分钟，贮存备用。每次20毫升，每日3次，口服，连用1个月为1个疗程。具有活血逐瘀、消癥散结等作用，适用于血瘀停滞型子宫肌瘤。

(6)花胶莪术丸。生鳖甲、熟地黄、生黄芪各50克，莪术、阿胶、水蛭、桂枝、茯苓、牡丹皮、桃仁、红花、赤芍、浙贝、海藻、穿山甲、生半夏、夏枯草、昆布、三棱、王不留行、白芥子、山慈姑、牛膝、当归、三七、蒲黄、五灵脂、䗪虫各10克。随症加减用药。①气虚甚：加党参、白术。②血虚：加当归、白芍。③月经过多：加血余炭、山茱萸。④乳房胀痛：加柴胡、香附。⑤痰湿：加胆南星、瓜蒌皮。⑥实寒：加吴茱萸、艾叶。用10剂，共研为细末拌匀，过60目筛，加猪脊髓(蒸熟后捣烂如泥)500克，炼蜜为丸如黄豆大，贮存备用。每次10～30克，每日3次，饭后服用，连用1个月为1个疗程。具有活血逐瘀、消癥散结等作用，适用于血瘀停滞型子宫肌瘤。

(7)桂枝茯苓煎。生山楂、当归、牡蛎、赤芍、茯苓各15克，海藻、昆布各12克，牡丹皮、桃仁、玄参、贝母、三棱、莪术各9克，桂枝6～10克，䗪虫6克。随症加减用药。①气虚：加人参、黄芪。②血虚：加阿胶。③肝郁：加柴胡、郁金。④出血量多：加三七粉、地榆炭。每日1剂，水煎取汁，分2次服用；月经期停用，连用30日为1个疗程。具有活血逐瘀、清癥散结等作用，适用于血瘀停滞型子宫肌瘤。

(8)消瘤汤。炮山甲15克，三棱、莪术各12克，桃仁、牡丹皮、赤芍、茯苓各10克。随症加减用药。①气血两虚：加党参、黄芪、鸡血藤、夏枯草各15克，加白术、桂枝各10克。②气滞：加王不留行15克、制香附10克。③阴虚肝旺：加北沙参、麦门冬、白芍各10克。每日1剂，水煎取汁，分2次服用。具有活血逐瘀、消癥散结等作用，适用于血瘀停滞型子宫肌瘤。

(9)清宫汤。柴胡、龙骨、牡蛎、海藻、马齿苋、丹参、香附各15克，牡丹皮、白芍、桃仁、茯苓、穿山甲、桂皮、乌梅、延胡索、续断、枳壳、甘草各10克，白僵蚕5克。随症加减用药。①肝郁湿热：加败酱草、马鞭草。②气血两虚：加党参、当归。③阴寒凝滞：加附片、小茴香。每日1剂，水煎取汁，分2次服用，连用2周为1个疗程。具有疏肝行气、活血化瘀、化痰消癥等作用，适用于气滞血瘀型子宫肌瘤。

(10)消癥散。丹参、荔枝核各15～25克，赤芍、橘核、山豆根各10～20克，吴茱萸、桃仁各10～15克，莪术8～15克，三棱8～10克，香附、桂枝、山慈姑各6～12克。每日1剂，水煎取汁，分早晚2次温服；从月经后第7日开始，药量由小逐渐加大，连用1个月经周期为1个疗程。具有疏肝行气、活血化瘀、清癥散结等作用，适用于气滞血瘀型子宫肌瘤。

(11)逍遥散加味。柴胡、白芍、茯苓、白术、当归、薄荷各30克，甘草、生姜各20克。各味共研为细末拌匀，炼蜜为丸，贮存备用。每次6克，每日3次，温开水送服；连用3个月为1个疗程，连用3个疗程。具有疏肝解郁、祛痰利湿、化瘀散结、通络软坚等作用，适用于气滞血瘀型子宫肌瘤。

(12)肝气郁结汤。牡蛎25克,昆布20克,柴胡、青皮、白芍、香附、枳实、牛膝、炙甘草、夏枯草、生地黄各10克,川芎6克。每日1剂,水煎取汁,分2次服用。具有疏肝行气、活血化瘀、消癥等作用,适用于气滞血瘀型子宫肌瘤。

(13)消瘤汤。三棱25克,茯苓20克,党参、白术、莪术、白芍、桂枝、牛膝各15克。随症加减用药。①寒证或虚寒:加淫羊藿。②热证:加黄檗、黄芩。③气虚:加黄芪。每日1剂,水煎取汁,分2次服用。具有温经活血、化瘀消癥等作用,适用于寒凝血瘀型子宫肌瘤。

(14)消癥汤。王不留行、夏枯草各20克,丹参、牡蛎各15克,香附、莪术各12克,桃仁、桂枝各10克,炮姜、水蛭、皂角刺各6克,穿山甲(先煎)5克。随症加减用药。①腹痛甚:加五灵脂、醋延胡索。②少腹下坠:加乌药、橘络。③气虚:加黄芪。④血虚:加鸡血藤。每日1剂,水煎取汁,分2次服用,月经期停用。具有温经活血、化瘀消癥等作用,适用于寒凝血瘀型子宫肌瘤。

(15)桂苓汤。王不留行、生牡蛎(先煎)各20克,桂枝、茯苓、鳖甲(先煎)、赤芍各15克,三棱10克,䗪虫6克。随症加减用药。①气虚:加党参、黄芪。②虚寒:去赤芍,加当归、川芎。③阴虚:去桂枝,加生地黄、山茱萸。④痰湿:加法半夏、橘核。⑤湿热:去桂枝,加浙贝、紫花地丁。⑥血瘀甚:加桃仁、牡丹皮、参三七。每日1剂,水煎取汁,分2次服用,月经期停用。具有温经活血、化瘀消癥等作用,适用于寒凝血瘀型子宫肌瘤。

(16)化瘤汤。三棱、莪术、浙贝、夏枯草、鸡内金、玄参各12克,当归、牛膝各9克,川芎4.5克。随症加减用药。①月经先期、月经过多、月经血色紫:加大黄炭、牡丹皮炭、白茅根,去三棱、莪术。②月经后期、月经过多、月经血色淡:加阿胶、艾叶炭、熟地黄。③月经过多、月经血色紫成块,腹痛:加益母草、蒲黄炭、延胡索、藕节炭。④带下量多:加山药、牡蛎,去夏枯草、牛膝。⑤头晕、腰酸:加补骨脂、淫羊藿、枸杞子。每日1剂,水煎取汁,分2次服用。具有理气化痰、活血化瘀、消癥散结等作用，适用于痰瘀互结型子宫肌瘤。

(17)化瘀破癥汤。海藻45克，丹参、瓜蒌各30克，橘核、牛膝、山楂各20克，赤芍、蒲黄、五灵脂各15克，三棱、莪术、延胡索、血竭、连翘、甲珠、桂枝、半夏、贝母、香附、青皮各10克。随症加减用药。①肝郁：加柴胡15克。②闭经：加红花10克。③月经过多：加地榆炭30克。④带下量多：加菟丝子20克。⑤病程2年以上：加三棱、莪术各20克。每日1剂，水煎取汁，分2次服用。具有理气化痰、活血化瘀、消癥等作用，适用于痰瘀互结型子宫肌瘤。

(18)宫癥汤。薏苡仁30克，昆布15克，当归、炮山甲、桃仁、莪术、香附、续断、夏枯草、牛膝各12克，三棱、王不留行各9克。随症加减用药。①气虚：加党参或太子参。②血虚：加白芍、鸡血藤。③脾虚：加白术、茯苓。④肝肾阴虚：加枸杞子、桑葚、墨旱莲。每日1剂，水煎取汁，分2次服用。具有理气化痰、活血消结等作用，适用于痰瘀互结型子宫肌瘤。

(19)益气消癥汤。黄芪30克，党参、三棱、莪术、香附、桃仁、红花、当归、昆布、穿山甲、夏枯草、王不留行各10克。随症加减用药。①出血量多：去红花、桃仁、当归，加参三七、龙骨、牡蛎、海螵蛸、茜草、阿胶。②下腹寒：加吴茱萸、小茴香、肉桂。③失眠：加夜交藤、远志、炒酸枣仁。每日1剂，水煎取汁，分2次服用。具有益气固冲、化瘀止血、消癥化结等作用，适用于气虚血瘀型子宫肌瘤。

(20)消癥汤。黄芪、牡蛎各20克，赤芍、川芎、茯苓各15克，藁本、炒柴胡各12克，莪术、三七粉(冲服)、甘草各10克，姜黄6克。随症加减用药。①气虚甚：加党参。②月经过多致气血暴脱：加西洋参(顿服)。③出血不止：加续断、茜草、血竭、花蕊石、炒卷柏。④阴虚：去黄芪，加生地黄、麦门冬。⑤瘤体过大、质坚、体壮：加水蛭、鳖甲、穿山甲。⑥痰湿：加浙贝、昆布、白芥子、夏枯草、皂角刺。⑦湿热：加苍术、黄檗。每日1剂，水煎取汁，分早晚2次温服，连用3个月为1个疗程。具有益气固冲、活血化瘀、消癥等作用，适用于气虚血瘀型子宫肌瘤。

(21)固冲消癥汤。生黄芪、党参、牡丹皮、生鸡内金、山药各20克，夏枯草15克，白术、三棱、莪术、浙贝、夏枯草各10克。各味入锅，加水600毫升，浸泡20分钟，大火煎沸，改小火煎半小时，取汁200毫升，共煎3次，合并药汁600毫升，分3次温服。每日1剂，连用30日为1个疗程，月经期停用。具有益气固冲、活血化瘀、消癥等作用，适用于气虚血瘀型子宫肌瘤。

(22)补中益气汤加减。黄芪、昆布、龙骨、牡蛎各30克，党参、白术、陈皮、肉苁蓉、夏枯草、海藻各15克，升麻、柴胡各10克。随症加减用药。①出血量多：加地榆炭、仙鹤草、云南白药(每次0.5克，每日2次，吞服)。②腹痛：加五灵脂、炒蒲黄。③血热：加生地黄、黄芩。④血虚：加当归、阿胶。⑤出血不止或带黄量多：加槐花、赤石脂。⑥出血量少，或治后出血量已少：加三棱、莪术、补中益气丸(每次9克，每日2次，口服)。每日1剂，水煎取汁，分2次服用。具有益气固冲、活血化瘀、消癥等作用，适用于气虚血瘀型子宫肌瘤。

(23)理中散结丸。党参、黄芪、山药、三棱、莪术、浙贝各15克，鸡内金、天花粉、知母、丹参各10克，白术、当归、续断各6克，甘草3克。各味共研为细末拌匀，炼蜜为丸，贮存备用。每次10克，每日3次，温开水送服；每月总量大于或等于500克，连用3个月为1个疗程。具有益气固冲、活血化瘀、消癥等作用，适用于气虚血瘀型子宫肌瘤。

(24)益气消癥汤。黄芪30克，党参、三棱、莪术、香附、桃仁、红花、当归、昆布、山甲珠、夏枯草、王不留行各10克。随症加减用药。①出血量多：去红花、桃仁、当归，加三七、龙骨、牡蛎、海螵蛸、茜草、阿胶。②下腹寒：加吴茱萸、小茴香、肉桂。③失眠：加夜交藤、远志、炒酸枣仁。每日1剂，火煎取汁，分2次服用。具有益气固冲、活血化瘀、消癥等作用，适用于气虚血瘀型子宫肌瘤。

(25)四君子汤加味。党参、莪术、三棱各30克，白术24克，茯苓、牛膝各15克，甘草9克。每日1剂，水煎取汁，分2次服用。具有益气固冲、活血化瘀、消癥等作用，适用于气虚血瘀型子宫肌瘤。

(26)清宫汤。马齿苋、龙骨、牡蛎、海藻、柴胡各15克，牡丹皮、白芍、桃仁、茯苓、桂枝、乌梅、延胡索、续断、枳壳、甘草、穿山甲各10克，白僵蚕5克。随症加减用药。①气滞血瘀：加香附、丹参。②肝郁湿热：加败酱草、马鞭草。③气血两虚：加党参、当归。④阴寒凝滞：加附片、小茴香。每日1剂，水煎取汁，分早晚2次温服，连用2周为1个疗程。具有理气化痰、清热利湿、化瘀消癥等作用，适用于痰瘀互结型子宫肌瘤。

(27)灭瘤散。三棱、莪术、海藻各30克，红花、香附、柴胡、当归、陈皮、黄檗、贯众、广木香、白花蛇舌草各20克，黄芪、干姜、延胡索各15克，水蛭、白术、昆布、山豆根、炙甘草各10克。各味共研为细末拌匀，过60目筛，分装成袋(每袋8克)，贮存备用。每次1袋，每日3次，温开水送服，连用1个月为1个疗程。具有健脾祛湿、疏肝解郁、清热化痰、化瘀消癥等作用，适用于痰瘀互结型子宫肌瘤。

(28)桂枝茯苓汤。生牡蛎、鳖甲各30克、茯苓、桃仁、艾叶各12克，桂枝、赤芍、牡丹皮、昆布、黄檗、黄芪各10克。每日1剂，水煎取汁，分2次服用，连用10日；改为桂枝茯苓丸，每次6克，每日3次，口服，连用10日；月经期停用。具有活血化瘀、软坚利水、祛癥消积等作用，适用于痰瘀互结型子宫肌瘤。

三、子宫肌瘤食疗

1. 子宫肌瘤饮食宜忌

(1)血瘀停滞型子宫肌瘤。宜食当归、丹参、桃仁、红花、山楂、昆布、杏仁、青皮、陈皮等。

(2)气滞血瘀型子宫肌瘤。宜食金橘、金橘饼、橘核、橘络、青皮、陈皮、桃仁、山楂、茉莉花、佛手花、槐花、萝卜等。

(3)寒凝血瘀型子宫肌瘤。宜食生姜、干姜、肉桂、川椒、小茴香、八角茴香、艾叶、羊肉、狗肉、兔肉、虾仁、韭菜等。

(4)痰瘀互结型子宫肌瘤。宜食海藻、昆布、半夏、陈皮、贝母、茯苓、薏苡仁、桃仁、红花、山楂、赤芍、丹参等。

(5)气虚血瘀型子宫肌瘤。宜食黄芪、人参、山药、扁豆、薏苡仁、蛋、禽肉、牛肉、猪瘦肉等。

(6)宜食软坚散结食物。如昆布、海藻、紫菜、海蜇、牡蛎、鳖甲等。

(7)宜食富含铁食物。如动物肝肾、蛋黄、奶油、鱼、虾、昆布、淡菜、桂圆、黑芝麻、黄豆、豆制品、大枣、黑木耳、油菜、苋菜、空心菜、蜂蜜、红糖等。

(8)宜食富含铜食物。如动物肝肾、鱼、虾、蟹、坚果、叶菜类等。

(9)宜食富含维生素C食物。如新鲜蔬菜和水果等。

(10)宜食富含维生素B_{12}食物。如动物心肝肾、瘦肉、鱼、虾、贝、蛋、奶等。

(11)忌食生冷寒凉食物。如凉拌菜、冰镇饮料、冰镇食物等。

2. 血瘀停滞型子宫肌瘤食疗方

血瘀停滞型子宫肌瘤主症、治则见前文介绍,以下食疗方,供酌情选用。

(1)桃仁、杏仁、赤芍各12克,䗪虫、黄芩各10克,甘草9克,大黄、水蛭各6克,虻虫5克,大米100克,红糖适量。前9味水煎取汁,入大米煮成粥,加红糖调味即可。每日1剂,分2次食用。

(2)赤芍、当归、枳壳、刘寄奴各12克,桃仁、红花、三棱、莪术各10克,鳖甲9克,香附、川芎各6克,血米100克,红糖适量。前11味水煎取汁,入血米煮成粥,加红糖调味即可。每日1剂,分2次食用。

(3)丹参、紫草根各15克,益母草12克,当归、赤芍、茜草、生地黄、蒲黄各9克,粳米100克,红糖适量。前8味水煎取汁,入粳米煮成粥,加红糖调味即可。每日1剂,分2次食用。

3. 气滞血瘀型子宫肌瘤食疗方

气滞血瘀型子宫肌瘤主症、治则见前文介绍，以下食疗方，供酌情选用。

(1)丹参、赤芍、夏枯草、益母草各15克，柴胡、炙香附各10克，乳香、没药各5克，大米100克，白糖适量。前8味水煎取汁，入大米煮成粥，加白糖调味即可。每日1剂，分2次食用。

(2)鳖甲、丹参各30克，桃仁、三棱各15克，当归、枳壳、陈皮各10克，粳米100克，红糖适量。前7味水煎取汁，入粳米煮成粥，加红糖调味即可。每日1剂，分2次食用。

(3)益母草、郁金各15克，田七5克，鲜牡蛎肉片200克，料酒、葱、姜、食盐、味精、植物油各适量。前3味水煎取汁，待用。植物油入锅烧热，入葱、姜煸香，入鲜牡蛎肉片、料酒，炒至鲜牡蛎肉片半熟，入药汁煮至鲜牡蛎肉片熟，加食盐、味精调味即可。每日1剂，分2次佐餐食用。

4. 寒凝血瘀型子宫肌瘤食疗方

寒凝血瘀型子宫肌瘤主症、治则见前文介绍，以下食疗方、供酌情选用。

(1)淫羊藿、菟丝子各15克，丹参、益母草各12克，三棱10克，鲜山药片、血米各60克，红糖适量。前5味水煎取汁，入血米煮化，入鲜山药片拌匀煮成粥，加红糖调味即可。每日1剂，分2次食用。

(2)桂枝、艾叶各12克，茯苓、赤芍、桃仁各15克，鳖甲20克，大米100克，蜂蜜适量。前6味水煎取汁，入大米煮成粥，加蜂蜜调味即可。每日1剂，分2次食用。

(3)肉桂、小茴香各10克，阿胶(烊化)15克，三七末3克，粳米100克，红糖适量。前2味水煎取汁，入粳米煮至粥将成，加其余各味拌匀煮成粥即可。每日1剂，分2次食用。

5. 痰瘀互结型子宫肌瘤食疗方

痰瘀互结型子宫肌瘤主症、治则见前文介绍，以下食疗方，供酌情选用。

(1)浙贝、丹参各15克,陈皮、茯苓、苍术、香附、川芎、益母草各12克,半夏、青皮、莪术、生姜各10克,甘草6克,鲜牡蛎肉片、昆布片各60克,料酒、葱、姜、食盐、味精、香油各适量。前13味水煎取汁,加其余各味煮至鲜牡蛎肉片、昆布片熟即可。每日1剂,分2次佐餐食用。

(2)桃仁、丹参各20克,海藻、赤芍、山慈姑各15克,三棱、莪术、法半夏、川贝各12克,青皮、陈皮各10克,大米100克,白糖适量。前11味水煎取汁,入大米煮成粥,加白糖调味即可。每日1剂,分2次食用。

(3)陈皮、炙半夏、苍术、白术、茯苓各12克,莱菔子、杏仁、桃仁、三棱各10克,薏苡仁、粳米各60克,红糖适量。前9味水煎取汁,入薏苡仁、粳米煮成粥,加红糖调味即可。每日1剂,分2次食用。

6. 气虚血瘀型子宫肌瘤食疗方

气虚血瘀型子宫肌瘤主症、治则见前文介绍,以下食疗方,供酌情选用。

(1)黄芪、党参各15克,三棱、桃仁、昆布各10克,山茱萸9克,芡实、大米各60克,白糖适量。前6味水煎取汁,入芡实、大米煮成粥,加白糖调味即可。每日1剂,分2次食用。

(2)黄芪30克,山楂、莪术、红花各10克,白扁豆、粟米各60克,蜂蜜适量。前4味水煎取汁,入白扁豆、粟米煮成粥,加蜂蜜调味即可。每日1剂,分2次食用。

(3)炒蒲黄、炒五灵脂各15克,党参10克,人参末6克,鲜山药片、大米各60克,红糖适量。前3味水煎取汁,入大米、鲜山药片拌匀煮至粥将成,加人参末、红糖拌匀煮成粥即可。每日1剂,分2次食用。

第四章 子宫脱垂用药与食疗

子宫脱垂是指子宫从正常位置沿阴道下降，子宫颈外口达坐骨棘水平以下，甚至子宫全部脱出于阴道口外。子宫脱垂为更年期、老年期女性的常见病，根据子宫脱垂的程度不同，可分为轻、中、重三度。轻度子宫脱垂又称Ⅰ度子宫脱垂，子宫从正常位置沿阴道下降，但仍在阴道内，可无任何症状，只是在体检时才发现；中度子宫脱垂又称Ⅱ度子宫脱垂，子宫颈已脱出于阴道口外，并经常与内裤摩擦，易发生子宫颈糜烂，严重时可发生感染和出血；重度子宫脱垂又称Ⅲ度子宫脱垂，子宫颈与子宫体均已脱出于阴道口外，可伴膀胱或直肠膨出。子宫脱垂主要临床表现为阴道内脱出块状物、腰背酸痛、腹部下坠感、阴道分泌物增多、排尿困难或尿潴留、大便困难等。

子宫脱垂属于中医学阴脱、阴菌、阴痔、阴挺、茄子病等范畴。根据子宫脱垂临床表现，中医学将子宫脱垂辨证分为气虚下陷型、肾气虚衰型、脾肾气虚型等施治。

一、子宫脱垂西医用药

1. 子宫脱垂防治原则

(1)实行计划生育，避免早孕、早产、多产。

(2)避免产褥期过早劳动，切忌进行重体力劳动。

(3)注意体育锻炼，以增强体质。

(4)避免超负荷劳动或长期从事蹲位、站位工作。

(5)积极防治增加腹压的慢性病，如慢性咳嗽、便秘、腹水等。

(6)若轻度子宫脱垂，应注意休息、劳逸结合。若中度或重度子宫脱垂，可用子宫托或束带，以防子宫脱出于阴道口外；若子宫脱出于阴道口外，应随时还纳。

(7)注意会阴卫生,以防脱出于阴道口外的子宫感染。

2. 子宫脱垂治疗方法

根据患者年龄、生育要求、子宫脱垂程度和对手术耐受性等,分为非手术治疗和手术治疗 2 种方法。

(1)非手术治疗。适用于轻度子宫脱垂、不能耐受手术、要求保留生育功能等,采用中药、针灸、加强骨盆底肌肉力量锻炼和应用子宫托等非手术治疗。

(2)手术治疗。适用于非手术治疗无效、中度或重度子宫脱垂,但手术前应排除子宫内膜恶性病变或附件异常。

3. 子宫脱垂手术前准备用药方

(1)手术前 3 日。甲硝唑,每次 0.2 克,每日 3 次,口服;1%乳酸溶液或 0.1%～0.5%醋酸溶液或 1∶5 000 高锰酸钾溶液,坐浴,每日 2～3 次。

(2)年老体弱患者。为了增加溃疡愈合速度和阴道弹性,应用雌二醇栓剂,每次 1 枚,每晚 1 次,纳入阴道深处,连用 7～10 日;或结合雌激素,每次 0.3 毫克,每日 1 次,口服,连用 7～10 日;或尼尔雌醇,每次 1 毫克,每周 1 次,口服,共用 2 次。

4. 子宫脱垂手术后康复用药方

(1)保持外阴清洁,阴道内可填碘仿纱条或油纱条,手术后 24 小时取出,并注意阴道渗血情况。

(2)导尿管留置 5 日,应用抗泌尿系统感染药物,以防感染。

(3)手术后第 1 日禁食,第 2～3 日无渣流质饮食,3 日后进普食。

(4)手术后 3 日内,5%鸦片酊,每次 0.5 毫升,每日 3 次,口服;手术后第 4 日晚,液状石蜡,每次 30 毫升,每日 1 次,口服,直到排出第 1 次大便。

(5)手术后第 5 日,会阴部手术切口拆线。

(6)手术后 1 周下地活动,手术后休息 3 个月,此后轻体力劳动 2 个月,半年内避免重体力劳动。

(7)手术后尽量避免慢性咳嗽、便秘、久蹲、久立或增加腹压动作等。

(8)若手术后再次妊娠,应行剖宫产手术。

二、子宫脱垂中医用药

1. 子宫脱垂辨证施治方

(1)气虚下陷型子宫脱垂。主症可见子宫脱垂,或脱出于阴道口外、卧则缩入动则脱出,小腹下坠、身倦神疲、气短心悸、小便频数、白带增多、面色无华,舌质淡、舌苔薄白,脉弱。宜采用补中益气、升提固脱等治则,方用补中益气汤加味。药用黄芪、续断各20克,人参、枳壳、金樱子各15克,当归、陈皮、升麻、白术各12克,柴胡10克,炙甘草5克。随症加减用药。①带下量多、色白、质稀:加山药、芡实各15克,加海螵蛸12克。②带下量多、色黄、质稠、味臭:去人参、金樱子,加薏苡仁24克,加黄檗、败酱草各15克。每日1剂,水煎取汁,分2次服用。

(2)肾气虚衰型子宫脱垂。主症可见子宫脱垂,小腹下坠、腰膝酸软、小便频数而夜间尤甚、耳鸣、头晕,舌质淡红、舌苔薄白,脉虚弱。宜采用补肾固脱等治则,方用大补元煎加味。药用山药、杜仲、金樱子、枳壳、鹿角胶各15克,熟地黄、当归、枸杞子、芡实各12克,人参、山茱萸各10克,炙甘草5克。随症加减用药。脱出于阴道口外的子宫红肿溃烂、黄水淋漓,带下量多、色黄如脓、臭秽难闻:加黄檗、苍术、土茯苓、车前草各10克。每日1剂,水煎取汁,分2次服用。

(3)脾肾气虚型子宫脱垂。主症可见子宫脱垂,或脱出于阴道口外、卧则缩入,小腹坠胀、身倦肢冷、心悸气短、腰膝酸软、小便频数而夜间尤甚,舌质淡、舌苔薄白,脉细弱。宜采用补肾益气、升提等治则,方用举元煎合桂附八味丸加味。药用黄芪30克,白术、炙升麻、熟地黄、山药、山茱萸各12克,人参、泽泻、茯苓、肉桂、附子各10克,牡丹皮6克。随症加减用药。①腰膝酸痛:加炒杜仲、续断、桑寄生各12克。②腰痛肢冷:加补骨脂、淫羊藿各10克。每日1剂,水煎取汁,分2次服用。

2. 子宫脱垂秘验方

(1)黄芪20克,人参、枳壳、续断、金樱子各15克,当归、陈皮、升麻、白术各12克，柴胡10克，炙甘草5克。每日1剂，水煎取汁，分2次服用。具有补中益气、升提固脱等作用，适用于气虚下陷型子宫脱垂。

(2)黄芪、人参、白术、当归各15克，陈皮、柴胡、升麻各12克，甘草10克。每日1剂，水煎取汁，分2次服用。具有补中益气、升阳举陷等作用，适用于气虚下陷型子宫脱垂。

(3)黄芪、牡蛎各50克，党参、枳壳各25克，益母草20克，升麻、当归各15克，炙甘草6克。每日1剂，水煎取汁，分2次服用。具有补中益气、固摄升陷等作用，适用于气虚下陷型子宫脱垂。

(4)党参、黄芪各15克，熟地黄、山药、吴茱萸各12克，白术9克，泽泻、茯苓、肉桂(后下)、附子(先煎)各8克，牡丹皮6克，炙升麻、炙甘草各5克。每日1剂，水煎取汁，分2次服用。具有补气升阳、固摄升陷等作用，适用于气虚下陷型子宫脱垂。

(5)枳实30克，黄芪、当归各15克，党参、白术各12克，陈皮、升麻、柴胡各10克，甘草6克，大枣5个。每日1剂，水煎取汁，分2次服用。具有补中益气、升阳举陷等作用，适用于气虚下陷型子宫脱垂。

(6)生黄芪60克，党参、炒升麻、红藤、蒲公英各24克，鸡血藤18克，白术、当归、柴胡各9克，琥珀末(冲服)6克。每日1剂，水煎取汁，分2次服用。具有益气升提、固脱等作用，适用于气虚下陷型子宫脱垂。

(7)党参、黄芪、棉花根、枳壳各30克，菟丝子15克，当归12克，白术、陈皮各10克，升麻、柴胡各6个，醋炙鳖甲(打碎)1架。每日1剂，水煎取汁，分2次服用。具有益气升提、固脱等作用，适用于气虚下陷型子宫脱垂。

(8)黄芪、党参各12克，当归身10克，白术9克，枳壳、甘草各6克，陈皮、升麻、柴胡各4.5克。每日1剂，水煎取汁，分2次服用。具有补中益气、升提固脱等作用，适用于气虚下陷型子宫脱垂。

(9)炙黄芪、党参各 30 克,金樱子、淮山药各 12 克,红枣 10 个,升麻、柴胡、枳壳各 9 克。每日 1 剂,水煎取汁,分 2 次服用。具有益气升提、固脱等作用,适用于气虚下陷型子宫脱垂。

(10)生黄芪 25 克,全当归、土炒白术、淮山药各 13 克,党参、茯苓各 10 克,鹿角胶(烊化冲服)9 克,银柴胡、升麻各 8 克,生甘草 6 克,大枣 6 个。每日 1 剂,水煎取汁,分 2 次服用。具有健补脾胃、益气升阳、固脱等作用,适用于气虚下陷型子宫脱垂。

(11)黄芪 30 克,金樱子、煅牡蛎各 20 克,炒白术 15 克,党参、升麻、柴胡各 12 克,五味子 10 克,炙甘草 5 克。每日 1 剂,水煎取汁,分 2 次服用。具有益气升提、固涩收敛等作用,适用于气虚下陷型子宫脱垂。

(12)黄芪、党参各 30～50 克,牡蛎(先煎)30 克,当归、白芍、枳壳、益母草各 15 克,陈皮、炙升麻、柴胡、诃子肉各 10 克,炙甘草 5 克。每日 1 剂,水煎取汁,分 2 次服用。具有益气补中、升提举陷等作用,适用于气虚下陷型子宫脱垂。

(13)黄芪 30～50 克,牡蛎(先煎)30 克,益母草 15～30 克,人参、炙升麻各 15 克,白术、枳壳各 10 克,炙甘草 5 克。每日 1 剂,水煎取汁,分 2 次服用。具有补中益气、升提举陷等作用,适用于气虚下陷型子宫脱垂。

(14)红参(另煎)、山茱萸、枸杞子、杜仲、熟地黄、当归、淮山药各 10 克,炙甘草 6 克。每日 1 剂,水煎取汁,分 2 次服用。具有补肾固脱等作用,适用于肾气虚衰型子宫脱垂。

(15)山药、金樱子、芡实、枳壳、鹿角胶(烊化冲服)、杜仲各 15 克,人参(另煎)、熟地黄、当归、枸杞子各 12 克,山茱萸 10 克,炙甘草 6 克。每日 1 剂,水煎取汁,分 2 次服用。具有补肾固脱等作用,适用于肾气虚衰型子宫脱垂。

(16)白胡椒、附片、肉桂、白芍、党参各 20 克,红糖 60 克。前 5 味共研为细末,与红糖拌匀,分装 30 包,贮存备用。每次 1 包,每日早晚各 1 次,空腹温开水冲服,连用 15 日为 1 个疗程。具有健脾温肾等作用，适用于脾肾气虚型子宫脱垂。

3. 子宫脱垂成药方

(1)补中益气丸。由黄芪、人参、升麻、白术、柴胡制成。每次9克，每日3次，温开水送服。具有益气升阳等作用，适用于气虚下陷型子宫脱垂。

(2)金匮肾气丸。由熟地黄、山药、茯苓、牡丹皮、泽泻、肉桂、附子制成。每次1丸，每日2次，温开水送服。具有补益肾气、温阳利尿等作用，适用于肾气虚衰型子宫脱垂。

(3)大补元丸。由人参、熟地黄、金樱子、淮山药、白芍、白芷、五味子、白术、柴胡、山茱萸、升麻、海螵蛸、大枣制成。每次10丸，每日3次，空腹温开水送服。具有补脾益肾、升提固涩等作用，适用于脾肾气虚型子宫脱垂。

4. 子宫脱垂煎剂方

(1)龚氏升陷汤。黄芪60克，桔梗20克，柴胡、升麻、知母各15克。随症加减用药。①气虚明显：加党参60克。②重症：加红参15克。每日1剂，水煎取汁，分2次服用。具有升阳举陷、养阴消热等作用，适用于气虚下陷型子宫脱垂。

(2)补气升阳疏肝汤。炙黄芪、潞党参各50克，金樱子25克，炙粟壳、炒白术各20克，炙升麻、炒续断、炒柴胡、五味子、当归、枳壳各15克，大枣10个，甘草9克，陈皮6克。每日1剂，水煎取汁，分2次服用。具有补气升阳、疏肝止陷等作用，适用于气虚下陷型子宫脱垂。

(3)柴胡黄芪汤。黄芪、党参各60克，柴胡、升麻、知母各15克。随症加减用药。重症：加红藤15克(另煎)。每日1剂，水煎取汁，分2次服用。具有补中益气、升阳举陷等作用，适用于气虚下陷型子宫脱垂。

(4)升提散。仙鹤草、败酱草各8克，红枣7个，桑寄生、海螵蛸、金银花各6克，党参、黄芪、白术、升麻各5克，陈皮、柴胡各4.5克，生姜3片。每日1剂，水煎取汁，分2次服用。具有补中益气、滋补肝肾等作用，适用于气虚下陷型子宫脱垂。

(5)升陷固脱煎。益母草30克，巴戟天、枳壳各20克，党参、炒白术、生黄芪、炙黄精、炙龟甲、大枣各15克，当归、升麻各9克。每日1剂，水煎取汁，分2次服用。具有益气补肾、强壮任督、升陷固脱等作用，适用于肾气虚衰型子宫脱垂。

(6)大补元方。熟地黄、金樱子、山药、海螵蛸各12克，人参、白芍、白术、山茱萸、大枣各9克，升麻6克，白芷、五味子、柴胡各4.5克。各味共研为细末拌匀，炼蜜为丸，如桐子大小，贮存备用。每次100丸，每日2次，温开水送服。具有补肾益气、升提固脱等作用，适用于肾气虚衰型子宫脱垂。

(7)收宫散。白胡椒、附片、肉桂、白芍、党参各20克，红糖60克。前5味共研为细末，与红糖拌匀，分装30包，贮存备用。每次1包，每日早晚各1次，黄酒、温开水各半混合送服，连用15日为1个疗程。具有升提固脱、温补脾肾、除下焦寒湿等作用，适用于脾肾气虚型子宫脱垂。

(8)补气益肾方。党参、黄芪、续断、桑寄生、煅牡蛎(先煎)各15克，升麻、柴胡、杜仲炭、车前子(布包)、黄檗各9克。每日1剂，水煎取汁，分2次服用。具有益气补肾、升提固脱等作用，适用于脾肾气虚型子宫脱垂。

(9)加味赤石脂禹余粮汤。生黄芪40克，枳壳20克，赤石脂、禹余粮各18克，菟丝子、益智仁各15克，炒白术、骨碎补各12克，党参10克，升麻9克，干姜、炙甘草各6克。随症加减用药。便秘：加当归、肉苁蓉。每日1剂，水煎取汁，分2次服用。具有补脾益肾、固涩升提等作用，适用于脾肾气虚型子宫脱垂。

(10)升麻牡蛎散。牡蛎12克，升麻6克。每日1剂，研为细末拌匀，分2～3次空腹温开水送服。轻度子宫脱垂连用1个月、中度子宫脱垂连用2个月、重度子宫脱垂连用3个月为1个疗程。具有升举阳气、收敛固涩等作用，适用于气虚下陷型子宫脱垂。

(11)升提汤。枳壳、茺蔚子各15克。每日1剂，水煎取汁，浓缩成100毫升,分2次加白糖服用。具有升提固脱等作用,适用于气虚下陷型子宫脱垂。

(12)升陷汤。升麻末4克,鸡蛋1个。将鸡蛋顶端钻一黄豆大圆孔,放入升麻末拌匀,用蘸水白纸片将圆孔贴严,圆孔向上入笼蒸熟。每日2剂,早晚各服1剂,连用10日为1个疗程;疗程间隔2日,可再服用。具有升提固脱等作用,适用于气虚下陷型子宫脱垂。

三、子宫脱垂食疗

1. 子宫脱垂饮食宜忌

(1)宜食高蛋白、高热能和进补食物。如鸡、鸭、鱼、蛋、猪肉、牛肉、羊肉、人参、黄芪、大枣、芡实、山药等,以加强营养、增强体质。

(2)宜食润肠通便食物。便秘导致腹压增高,再加上大便用力,易加重子宫脱垂。除多饮水外,宜食富含粗纤维的水果和蔬菜,必要时可常食香蕉或蜂蜜等,以利于润肠通便,防治便秘。

(3)忌食生冷寒凉食物。因子宫脱垂以脾肾气虚为主,故忌食生冷寒凉食物,特别忌食冰镇饮料、雪糕、冰棒等。

(4)忌食辛辣刺激性食物。如辣椒、辣酱、芥末、咖喱等,易使阴道充血、水肿等症状加重,不利于防治子宫脱垂。

2. 气虚下陷型子宫脱垂食疗方

气虚下陷型子宫脱垂主症、治则见前文介绍,以下食疗方,供酌情选用。

(1)炙黄芪60克,党参30克,枳壳、益母草各15克,当归、升麻各10克,大米100克,白糖适量。前6味水煎取汁2次,合并药汁,入大米煮成粥,加白糖调味即可。每日1剂,分2次食用,连用10日为1个疗程。

(2)党参、黄芪各20克,白术15克,茯苓、益智仁各10克,鲜山药片60克,粳米100克,白糖适量。前5味水煎取汁,入粳米、鲜山药片煮成粥,加白糖调味即可。每日1剂,分2次食用,连用

10日为1个疗程。

（3）黄芪30克，升麻10克，大枣15克，芡实、糯米各60克，白糖适量。前2味水煎取汁，入大枣、芡实、糯米煮成粥，加白糖调味即可。每日1剂，分2次食用，连用7～10日为1个疗程。

（4）西洋参片15克，升麻10克，乳鸽块300克，料酒、葱、姜、食盐、味精各适量，鸡汤300毫升。升麻水煎取汁，加其余各味大火煮沸，改小火煮至乳鸽块熟烂即可。每日1剂，分2次佐餐食用，连用7～10日为1个疗程。

3. 肾气虚衰型子宫脱垂食疗方

肾气虚衰型子宫脱垂主症、治则见前文介绍，以下食疗方，供酌情选用。

（1）金樱子30克，黄芪20克，枸杞子15克，升麻10克，牛肉块300克，黄酒、葱、姜、食盐、味精各适量，高汤300毫升。金樱子、黄芪、升麻水煎取汁，加其余各味大火煮沸，改小火煮至牛肉块熟烂即可。每日1剂，分2次佐餐食用，连用7～10日为1个疗程。

（2）巴戟天、益智仁、升麻各10克，枸杞子20克，兔块150克，料酒、葱、姜、食盐、味精各适量，高汤300毫升。前3味水煎取汁，加其余各味大火煮沸，改小火煮至兔块熟烂即可。每日1剂，分2次佐餐食用，连用5～7日为1个疗程。

（3）女贞子、仙茅、柴胡各10克，虾仁100克，小米、粳米各60克，黄酒、葱、姜、食盐、味精、香油各适量。前3味水煎取汁，加其余各味煮成粥即可。每日1剂，分2次食用，连用7～10日为1个疗程。

（4）墨旱莲15克，山茱萸、升麻各10克，鲜山药片、小米各60克，白糖适量。前3味水煎取汁，入小米、鲜山药片煮成粥，加白糖调味即可。每日1剂，分2次食用，连用7～10日为1个疗程。

4. 脾肾气虚型子宫脱垂食疗方

脾肾气虚型子宫脱垂主症、治则见前文介绍，以下食疗方，供酌情选用。

(1)党参、生黄芪、炒白术、炙龟甲各15克,巴戟天、益智仁各12克,升麻6克,大米100克,白糖适量。前7味水煎取汁,入大米煮成粥,加白糖调味即可。每日1剂,分2次食用,连用5～7日为1个疗程。

(2)熟地黄、金樱子、淮山药各12克,五味子、白术、柴胡各10克,粳米100克,蜂蜜适量。前6味水煎取汁,入粳米煮成粥,加蜂蜜调味即可。每日1剂,分2次食用,连用7～10日为1个疗程。

(3)黄芪30克,枸杞子、炙何首乌各20克,益母草15克,陈皮、升麻各10克,小米、糯米各60克,红糖适量。黄芪、炙何首乌、益母草、陈皮、升麻水煎取汁,入枸杞子、小米、糯米煮成粥,加红糖调味即可。每日1剂,分2次食用,连用7～10日为1个疗程。

(4)益智仁20克,女贞子15克,栗子肉、鲜山药片各60克,葛根粉30克,白糖适量。前2味水煎取汁,入栗子肉、鲜山药片煮熟烂,加用适量水调匀的葛根粉、白糖拌匀煮熟即可。每日1剂,分2次食用,连用7～10日为1个疗程。

5. 子宫脱垂金樱子食疗方

金樱子性平、味酸涩,具有涩肠止泻、固精缩泉、收敛止血等功效。以下子宫脱垂金樱子食疗方,供酌情选用。

(1)金樱子、五倍子各20克,菊花、蛇床子各10克,大米100克,蜂蜜适量。前4味水煎取汁,入大米煮成粥,加蜂蜜调味即可。每日1剂,分2次食用,连用7～10日为1个疗程。具有收敛固脱等作用,适用于轻度、中度子宫脱垂。

(2)金樱子15克,山茱萸12克,羊肾(切块)1副,大米100克,料酒、葱、姜、食盐、味精各适量。前2味水煎取汁,入大米、羊肾、料酒、葱、姜大火煮沸,改小火煮成粥,加食盐、味精拌匀稍煮即可。每日1剂,分2次食用,连用7～10日为1个疗程。具有补肾益气、升提固脱等作用,适用于肾气虚衰型子宫脱垂。

(3)金樱子30克,白术、淮山药各10克,白扁豆、粳米各60克,白糖适量。前3味水煎取汁,入白扁豆、粳米煮成粥,加白糖调味即可。每日1剂，分2次食用，连用7～10日为1个疗程。具有健脾补气、收敛固脱等作用，适用于脾肾气虚型子宫脱垂。

(4)金樱子60克，益母草30克，枳壳、升麻各12克，大米100克，白糖适量。前4味水煎取汁，入大米煮成粥，加白糖调味即可。每日1剂，分2次食用，连用7～10日为1个疗程。具有收敛止遗、升提固脱等作用，适用于各型子宫脱垂。

6. 子宫脱垂芡实食疗方

芡实性平、味甘涩，具有补益脾肾、收敛止带等功效。以下子宫脱垂芡实食疗方，供酌情选用。

(1)芡实、葛根粉各30克，黄芪20克，大米100克，白糖适量。黄芪水煎取汁，入芡实、大米煮至粥将成，加葛根粉、白糖拌匀煮成粥即可。每日1剂，分2次食用，连用7～10日为1个疗程。具有补中益气、升提固脱等作用，适用于气虚下陷型子宫脱垂。

(2)芡实、核桃仁各30克，大枣15个，鲜山药片、粳米各60克，白糖适量。前3味、粳米入锅，加适量水煮至粳米熟，入鲜山药片煮成粥，加白糖调味即可。每日1剂，分2次食用，连用7～10日为1个疗程。具有补肾固脱等作用，适用于肾气虚衰型子宫脱垂。

(3)芡实30克，桔梗10克，茄蒂7个，糯米100克，红糖适量。桔梗、茄蒂水煎取汁，入芡实、糯米煮成粥，加红糖调味即可。每日1剂，分2次食用，连用7～10日为1个疗程。具有升阳固脱等作用，适用于轻度子宫脱垂。

(4)芡实、大米各60克，乌梅20克，升麻6克，白糖适量。升麻水煎取汁，入前3味煮成粥，加白糖调味即可。每日1剂，分2次食用，连用7～10日为1个疗程。具有收敛升提、固脱等作用。适用于轻度子宫脱垂。

7. 子宫脱垂猪肚食疗方

猪肚性温、味甘，具有补虚健脾、补中益气等功效。以下子宫脱垂猪肚食疗方，供酌情选用。

(1)猪肚(切片)1 个,太子参、当归各 30 克,升麻 15 克,糯米 100 克,料酒、食盐、味精各适量。太子参、当归、升麻水煎取汁,入猪肚、糯米、料酒煮至猪肚、糯米熟烂,加食盐、味精调味即可。每 2 日 1 剂,分 4 次食用,连用 7～10 剂为 1 个疗程。具有补中益气、升阳固脱等作用,适用于气虚下陷型子宫脱垂。

(2)猪肚(切片)1 个,金橘饼、小茴香各 60 克,桔梗 10 克,大米 100 克,黄酒、食盐、味精各适量。金橘饼、小茴香、桔梗水煎取汁,入猪肚、大米、黄酒煮至猪肚、大米熟烂,加食盐、味精调味即可。每 2 日 1 剂,分 4 次食用,连用 7～10 剂为 1 个疗程。具有补益脾胃、补中固脱等作用,适用于脾肾气虚型子宫脱垂。

(3)猪肚片 300 克,西洋参片、升麻各 10 克,白术 15 克,黄酒、食盐、味精、葱、姜各适量。升麻、白术水煎取汁,入猪肚片、西洋参片、黄酒大火煮沸,改小火煮至猪肚片熟烂,加其余调料拌匀稍煮即可。每日 1 剂,分 2 次佐餐食用,连用 7～10 日为 1 个疗程。具有补气健脾、升提固脱等作用,适用于脾肾气虚型子宫脱垂。

(4)猪肚丝、鲜山药片、大米各 100 克,太子参、葛根各 10 克,料酒、葱、姜、食盐、味精各适量。太子参、葛根水煎取汁,入大米煮熟,入猪肚丝、鲜山药片、料酒煮至粥将成,加其余调料拌匀煮成粥即可。每日 1 剂,分 2 次食用,连用 7～10 日为 1 个疗程。具有补益脾胃、升提固脱等作用,适用于脾肾气虚型子宫脱垂。

第五章　子宫内膜异位症用药与食疗

子宫内膜异位症是指有生长功能的子宫内膜组织，生长在子宫腔被覆黏膜以外的身体其他部位。异位的子宫内膜，绝大多数在盆腔内生殖器官或邻近器官的腹膜面。子宫内膜异位症多见于生育期女性，尤其是30～40岁女性。主要临床表现为继发性痛经、进行性加重，月经过多、月经期延长、月经期点滴出血，性交痛、肛门坠胀，多以月经后半期更为明显；约有40％的患者，出现原发性或继发性不孕；因子宫内膜异位部位不同，可有排便、排尿疼痛，周期性血便、血尿，或周期性咯血、胸痛，月经期或月经前后低热，或手术切口瘢痕处周期性疼痛、结节等。

子宫内膜异位症属于中医学痛经、癥瘕、不孕、月经不调等范畴。“瘀”是子宫内膜异位症产生主要临床表现的主要原因，中医学将子宫内膜异位症辨证分为气滞血瘀型、寒凝血瘀型、湿热瘀结型、气虚血瘀型、肾虚血瘀型等施治。

一、子宫内膜异位症西医用药

1. 子宫内膜异位症治疗方法

根据患者年龄、生育要求、临床表现、子宫内膜异位部位和范围等，分为期待治疗、药物治疗和手术治疗等3种方法。

（1）期待治疗。适用于病情轻微、无明显临床表现患者，一般数月随访一次。若患者病情加重，应改用其他比较积极的治疗方法。

（2）药物治疗。主要是控制病情和解决生育问题，适用于轻度或中度子宫内膜异位症，也适用于重度子宫内膜异位症的术后治疗，包括对症治疗和性激素抑制治疗。可应用口服避孕药、孕激素、雌激素、促性腺激素释放激素激动剂、抗孕激素或抗雌激素制剂等药物。

(3)手术治疗。适应证:①药物治疗病情不能缓解,局部病变加剧或生育功能未恢复。②子宫内膜异位囊肿直径超过5厘米,且迫切希望生育。根据手术范围不同,分为保留生育功能手术、保留卵巢功能手术和根治性手术等3种方法。

2. 子宫内膜异位症性激素用药方

(1)假绝经用药方。达那唑,每次0.2克,每日2～3次,口服;从月经第1日开始,连用6个月;若用药1个月后,症状缓解不明显,或不出现闭经,可加大剂量,每次0.2克,每日4次,口服。米非司酮,每次10毫克,每日1次,口服;从月经第10日开始,连用6个月。孕三烯酮,每次2.5毫克,每周2次,口服;从月经第1日开始,连用6个月。

(2)假孕用药方。甲地孕酮,每次8～10毫克,每日2次,口服,连用6个月。甲羟孕酮,每次20～50毫克,每日1次,口服,连用6个月。炔诺酮,每次5毫克,每日1次,口服,连用6个月。

3. 子宫内膜异位症孕激素用药方

甲羟孕酮,每次10毫克,每日3次,口服,连用6个月;或己酸孕酮,每次0.25克,肌内注射,每2周1次,连用3个月。

接己酸孕酮,每次0.25克,肌内注射,每月1次,连用3个月。

孕激素治疗使异位子宫内膜产生蜕膜样变、间质水肿,导致子宫内膜坏死、萎缩。当出现较大量出血时,可加己烯雌酚,每次0.25～0.5毫克,每日1次,口服。

4. 子宫内膜异位症短期闭经用药方

达那唑,每次0.1～0.2克,每周2次,口服,连用6个月。

达那唑可直接抑制卵巢激素合成,导致子宫内膜萎缩,引起短期闭经。因达那唑在肝脏产生大量代谢产物,加重肝脏负担,故肝功能不全禁用,并需定期复查转氨酶。

5. 子宫内膜异位症缓解疼痛用药方

孕三烯酮，每次 2.5 毫克，每周 2 次，口服，连用 6 个月。

孕三烯酮具有强大的抗雌激素或抗孕激素作用，既能缓解疼痛，又能在停药后较好受孕。

6. 子宫内膜异位症退化病灶用药方

戈舍瑞林，每次 3.6 毫克，腹部皮下注射，每 28 日 1 次。

戈舍瑞林作为一种合成促性激素释放激素激动剂，可促使子宫内膜异位症病灶退化。但不可多疗程反复应用，应将治疗时间控制在 6 个月内。

二、子宫内膜异位症中医用药

1. 子宫内膜异位症辨证施治方

(1)气滞血瘀型子宫内膜异位症。主症可见月经前或月经期少腹胀痛拒按，乳房或胸胁胀痛，月经过少、月经血色紫暗夹血块、块下痛减，腹中积块、固定不移，舌质紫暗或有瘀点瘀斑，脉弦涩。宜采用疏肝理气、活血化瘀、消癥等治则，方用膈下逐瘀汤加减。药用香附 12 克，当归、赤芍、桃仁、红花、五灵脂、延胡索、牡丹皮、乌药、枳壳各 10 克，川芎 6 克，甘草 3 克。每日 1 剂，水煎取汁，分 2 次服用；从月经前 3～7 日开始，月经来潮后再服 5～7 日。

(2)寒凝血瘀型子宫内膜异位症。主症可见月经前或月经期小腹冷痛、喜温畏冷、拒按，月经过少、月经行而不畅夹血块、块下痛减，形寒肢冷、面色青白、痛甚呕恶，舌质紫暗边尖有瘀点瘀斑，脉沉紧。宜采用温经散寒、活血化瘀等治则，方用少腹逐瘀汤加减。药用延胡索 15 克，当归 12 克，川芎、赤芍、生蒲黄(布包)、五灵脂、没药各 10 克，肉桂、小茴香各 5 克，干姜 3 克。每日 1 剂，水煎取汁，分 2 次服用，连用 3 个月为 1 个疗程。

(3)湿热瘀结型子宫内膜异位症。主症可见平时小腹隐痛、月经期加重、灼痛难忍、拒按、得热痛增，月经过多，月经血色红或深红、质黏，带下量多、色黄、质稠、味臭，经行发热，舌质紫暗边尖有瘀点瘀斑、舌苔黄腻，脉濡数或滑数。宜采用清热利湿、活血化瘀等治则，方用清热调血汤加减。药用红藤、薏苡仁各20克，生地黄、赤芍、香附、延胡索各15克，牡丹皮、川芎、桃仁、三棱、莪术各10克，黄连、黄檗、红花各6克。每日1剂，水煎取汁，分2次服用，连用3个月为1个疗程。

（4）气虚血瘀型子宫内膜异位症。主症可见月经期或月经后腹痛、喜温喜热，月经过多或过少，月经血色淡、质稀，不孕或久婚未孕，面色少华、神疲乏力、肛门坠胀、大便不实，舌质暗淡边有齿痕、舌苔薄白，脉细无力。宜采用益气化瘀、破血消癥等治则，方用理冲汤加减。药用黄芪、生牡蛎各30克，半夏20克，党参、白术、花粉、三棱、莪术、肉苁蓉各15克，山药、鸡内金各10克，三七粉（冲服）、生水蛭粉（冲服）各3克。每日1剂，水煎取汁，分2次服用，连用3个月为1个疗程。

（5）肾虚血瘀型子宫内膜异位症。主症可见月经期或月经后腹痛、痛引腰骶，月经先后无定期、月经过少，月经血色暗淡、质稀夹血块，久婚不孕或易流产，头晕耳鸣、腰膝酸软，舌质暗淡或有瘀点瘀斑、舌苔薄白，脉沉细而涩。宜采用补肾调经、活血化瘀、消癥等治则，方用归肾丸合桃红四物汤加减。药用生地黄、熟地黄、山药、山茱萸各15克，桃仁、红花、当归、赤芍、枸杞子、杜仲、菟丝子各9克，川芎、茯苓各6克。每日1剂，水煎取汁，分2次服用，连用3个月为1个疗程。

2. 子宫内膜异位症秘验方

（1）生地黄20克，桃仁12克，当归、赤芍、红花、柴胡、枳壳、桔梗各10克，川芎6克。每日1剂，水煎取汁，分2次服用，连用3个月经周期为1个疗程。具有理气活血、化瘀消癥等作用，适用于气滞血瘀型子宫内膜异位症。

（2）黄芪、山药、延胡索、香附各12克，三棱、莪术、地龙、知母、鸡内金各10克，生水蛭、桃仁、红花各6克。每日1剂，水煎取汁，分2次服用。具有理气活血、消瘀止痛等作用，适用于气滞血瘀型子宫内膜异位症。

(3)山楂、刘寄奴、蒲黄(布包)各12克,五灵脂、赤芍、青皮、香附各9克,大黄炭、炮姜炭各4.5克,血竭末(冲服)、三七末(冲服)各1.5克。每日1剂,水煎取汁,分2次服用。具有疏肝理气、活血化瘀、消癥等作用,适用于气滞血瘀型子宫内膜异位症。

(4)当归、白芍各20克,吴茱萸、牡丹皮、麦门冬、半夏各10克,桂枝6克,细辛3克。每日1剂,水煎取汁,分2次服用;从月经前10日开始,月经期停用,连用3～6个月。具有散寒利湿、温通血脉等作用,适用于寒凝血瘀型子宫内膜异位症。

(5)石见穿、鸡血藤、牡丹皮、黄芪各15克,桂枝、吴茱萸、当归、香附、甘草各10克。每日1剂,水煎取汁,分2次服用。具有温经行气、养血活血、化瘀通络、扶正祛邪等作用,适用于寒凝血瘀型子宫内膜异位症。

(6)䗪虫、橘核、砂仁、醋炙龟甲、乌药、延胡索、荔枝核、醋制鳖甲、醋炙穿山甲、小茴香各10克,金银花、蛇蜕、甘草各6克,皂角刺、当归各5克,冬虫夏草、血竭各1克。每日1剂,水煎取汁,分2次服用。具有温经散寒、软坚散结等作用,适用于寒凝血瘀型子宫内膜异位症。

(7)炒党参、威灵仙、炒白芍各15克,制川乌、独活、炒当归各12克,川芎、吴茱萸、姜半夏各10克,肉桂9克。每日1剂,水煎取汁,分2次服用。具有温经散寒、化瘀止痛等作用,适用于寒凝血瘀型子宫内膜异位症。

(8)红藤、败酱草、薏苡仁各15～20克,当归、川芎、赤芍、生蒲黄(布包)、五灵脂各12克,延胡索、莪术各10克,银柴胡、黄檗各6～10克。每日1剂,水煎取汁,分2次服用,连用3个月经周期为1个疗程。具有清利下焦湿热、活血化瘀等作用,适用于湿热瘀结型子宫内膜异位症。

(9)茯苓、川芎各30克,三棱、莪术各20克,陈皮15克,鳖甲、半夏各10克。每日1剂,水煎取汁,分2次服用;月经期停用,连用3个月为1个疗程。具有散结消癥、活血化瘀等作用,适用于湿热瘀结型子宫内膜异位症。

(10)鸡血藤30克,党参、黄芪各18克,吴茱萸、当归、赤芍、丹参、白芍、五灵脂、生蒲黄各10克。每日1剂,水煎取汁,分2次服用。具有益气化瘀、破血消癥等作用,适用于气虚血瘀型子宫内膜异位症。

(11)熟地黄、山药各15克,淫羊藿、仙茅各12克,鸡血藤、丹参、香附、三棱、莪术各9克。每日1剂,水煎取汁,分2次服用。具有补肾祛瘀、活血消癥等作用,适用于肾虚血瘀型子宫内膜异位症。

3. 子宫内膜异位症成药方

(1)妇女痛经丸。由延胡索、五灵脂、丹参、蒲黄炭制成。每次50粒,每日2次,口服。具有理气活血、调经止痛等作用,适用于气滞血瘀型子宫内膜异位症。

(2)艾附暖宫丸。由艾叶炭、香附、当归、白芍、肉桂制成。每次6克,每日2～3次,口服。具有温暖子宫、散寒调经等作用,适用于寒凝血瘀型子宫内膜异位症。

(3)妇科十味片。由香附、川芎、当归、延胡索、白术、甘草、赤芍、白芍、熟地黄、大枣制成。每次4片,每日3次,温开水送服。具有补气养血调经等作用,适用于气虚血瘀型子宫内膜异位症。

(4)田七痛经胶囊。由三七、延胡索、小茴香、五灵脂、川芎、冰片、蒲黄、木香制成。每次3粒,每日3次,温开水送服;从月经前5日开始,连用3个月经周期。具有通调气血、止痛调经等作用,适用于气滞血瘀型子宫内膜异位症。

(5)痛经口服液。由当归、川芎、白芍、制香附、乌梅制成。每次10～20毫升,每日2～3次,口服;从月经前3～7日开始,连用3个月经周期。具有理气活血、调经止痛等作用,适用于气滞血瘀型子宫内膜异位症。

(6)宫瘤消胶囊。由熟大黄、䗪虫、水蛭、桃仁、蒲黄、枳实、牡蛎、生地黄、白芍、甘草制成。每次3粒,每日3次,温开水送服,连用3个月经周期。具有活血化瘀、软坚散结等作用，适用于气滞血瘀型子宫内膜异位症。

4. 子宫内膜异位症煎剂方

(1)异位汤。蒲黄(布包)、五灵脂各12克，三棱、莪术、皂角刺、制香附、柴胡、当归各9克，异位粉6克(地龙、虻虫、䗪虫、蜈蚣、水蛭各1.2克，共研为粉拌匀)。随症加减用药。①气虚：去柴胡、香附，加党参、炙黄芪各12克，加炙升麻9克。②怕冷：加桂枝6～9克。③阴道出血：加川椒3克。④便秘：加大黄3～6克。⑤月经过多：去三棱、莪术，加紫丹参、刘寄奴各12克。每日1剂，水煎取汁，分2次服用。具有理气活血、化瘀消癥等作用，适用气滞血瘀型子宫内膜异位症。

(2)归芍柴香煎。当归、白芍、郁金、川楝子、益母草、桃仁各9克，川芎、香附、地骨皮各6克，柴胡、薄荷各3克。每日1剂，水煎取汁，分早晚2次温服，连用3个月经周期为1个疗程。具有理气活血、化瘀消癥等作用，适用于气滞血瘀型子宫内膜异位症。

(3)逐瘀汤。当归、赤芍、枳壳各20克，川芎、丹参、五灵脂、延胡索、乌药、炒香附各15克，炙甘草10克。随症加减用药。①月经过多：去当归、川芎，加炒蒲黄、益母草。②肛门重坠、小腹空坠而痛：加柴胡、炙升麻。③腹部触及包块或结节：加炮甲珠、三棱。每日1剂，水煎取汁，分早晚2次温服；从月经前2日开始，连用15日为1个疗程。具有疏肝理气、活血化瘀、散结止痛等作用，适用于气滞血瘀型子宫内膜异位症。

(4)失笑通经汤。当归15克，香附、延胡索各12克，生蒲黄(布包)、五灵脂各10克，广木香、肉桂(后下)、小茴香各9克，白芍、牛膝各6克。随症加减用药。①气滞甚：加川楝子、青皮、乌药。②血瘀甚：加丹参、桃仁、三七。③寒甚：加吴茱萸、艾叶。④湿象：加苍术、茯苓。⑤气血两虚：加党参、黄芪、熟地黄。⑥肾虚：加杜仲、桑寄生。每日1剂，水煎取汁2次，合并药汁，分2次饭后服用，连用3个月经周期为1个疗程。具有温经散寒、调气活血等作用，适用于寒凝血瘀型子宫内膜异位症。

(5)良方温经汤。赤芍、菟丝子各15克，肉桂、莪术各10克，当归、川芎各8克，酒大黄4克，干姜3克，人参末(冲服)2克。每日1剂，水煎取汁，分2次服用；从月经后2～3日开始，连用3个月经周期为1个疗程，月经期停用。具有温经散寒、活血化瘀等作用，适用于寒凝血瘀型子宫内膜异位症。

(6)温宫散结方。生蒲黄12克，当归、赤芍、五灵脂、延胡索、桃仁、红花各9克，没药6～9克，干姜、小茴香各4.5克，肉桂3克。每日1剂，水煎取汁，分2次服用，连用3个月经周期为1个疗程。具有温经散寒、祛瘀消结等作用，适用于寒凝血瘀型子宫内膜异位症。

(7)内异汤。薏苡仁、牛膝、鳖甲(先煎)、川贝各15克，䗪虫、穿山甲、海藻各12克，三七、甘草各9克，大黄5克，血竭3克。随症加减用药。①痛经：加桂枝、蒲黄、五灵脂、益母草。②月经过多：加生地黄炭、地榆炭、花蕊石。每日1剂，水煎取汁，分2次温服，连用3个月经周期为1个疗程。具有清热利湿、活血化瘀等作用，适用于湿热瘀结型子宫内膜异位症。

(8)水蛭穿山甲煎。薏苡仁、鳖甲各30克，白芥子15克，莪术、三棱、当归、牛膝、香附、菟丝子、淫羊藿各12克，穿山甲10克，水蛭8克。每日1剂，水煎取汁，分2次服用；从月经后2～3日开始，连用3个月经周期为1个疗程，月经期停用。具有清热利湿、活血化瘀等作用，适用于湿热瘀结型子宫内膜异位症。

(9)金甲汤。生黄芪20克，山药、生麦芽各15克，白术、生鸡内金、赤芍、制香附、当归、穿山甲、淫羊藿各10克，炒柴胡、桂枝各5克，炙甘草3克。每日1剂，水煎取汁，分2次服用，连用3个月为1个疗程。具有益气活血、消癥等作用，适用于气虚血瘀型子宫内膜异位症。

(10)温肾化瘀汤。白芍20克，当归、桃仁、红花、续断、海藻、炙鳖甲、淫羊藿各10克，香附8克，川芎6克，肉桂(后下)5克。

随症加减用药。①肝热炽盛：加牡丹皮、栀子、黄芩。②肛门坠胀甚：加补中益气丸。③气血两虚：加黄芪、黄精、阿胶。④气滞甚：香附加量，加郁金、木香。每日1剂，水煎取汁，分2次温服，连用3个月经周期为1个疗程。具有补肾调经、活血消癥等作用，适用于肾虚血瘀型子宫内膜异位症。

(11)益肾化瘀汤。续断、淫羊藿、生蒲黄(布包)、茜草各12克，巴戟天、菟丝子、党参、黄芪、牡丹皮、桃仁、赤芍、香附各9克，红花6克，乳香、没药各4.5克。每日1剂，水煎取汁，分2次服用，连用3个月为1个疗程。具有补肾益气、活血化瘀等作用，适用于肾虚血瘀型子宫内膜异位症。

(12)消异煎。当归15克，菟丝子12克，淫羊藿、黄芪、三棱、莪术各10克，水蛭、穿山甲、䗪虫各9克，川芎6克。随症加减用药。①月经失调：当归、川芎加量。②肛门坠胀：加枳壳、升麻。③神疲乏力：加党参。④低热：加地骨皮、银柴胡、青蒿。⑤湿重：加土茯苓、萆薢。⑥痰湿重：加苍术，石菖蒲。⑦痛经剧烈：加延胡索、白芷。每日1剂，水煎取汁，分2次服用，连用3个月为1个疗程。具有温补脾肾、活血消癥等作用，适用于肾虚血瘀型子宫内膜异位症。

(13)内膜异位汤。丹参、鸡血藤、益母草各15克，白术、莪术、三棱、仙茅、熟地黄、枸杞子、赤芍各12克，川芎、柞树枝、石见穿、生蒲黄(布包)、紫石英各10克。每日1剂，水煎取汁，分2次温服，连用3个月为1个疗程。具有补肾益气、活血化瘀等作用，适用于肾虚血瘀型子宫内膜异位症。

(14)内异方。丹参、皂角刺、莪术各12克，赤芍、炒当归、牛膝、炙鳖甲片、制香附、海藻各9克，桂枝、血竭、干漆各4.5克。每日1剂，水煎取汁，分2次服用，连用3个月为1个疗程。具有行气破瘀、软坚消癥等作用，适用于湿热瘀结型子宫内膜异位症。

三、子宫内膜异位症食疗

1. 子宫内膜异位症饮食宜忌

(1)气滞血瘀型子宫内膜异位症。宜食活血通气食物，如芹菜、荠菜、菠菜、空心菜、香菜、胡萝卜、枳实、橘子、柚子、佛手、香蕉、苹果等。

(2)寒凝血瘀型子宫内膜异位症。宜食温经散寒食物,如羊肉、狗肉、兔肉、雀肉、海马、栗子、荔枝、红糖、生姜、小茴香、花椒、肉桂等。

(3)湿热瘀结型子宫内膜异位症。宜食清热利湿食物,如荠菜、马兰头、菊花脑、香椿、马齿苋、鱼腥草、苦瓜、冬瓜、绿豆、赤小豆、薏苡仁、白扁豆、山药、莲子、荷叶、青皮、陈皮、槐花等。

(4)气虚血瘀型子宫内膜异位症。宜食益气健脾食物,如人参、黄芪、薏苡仁、山药、扁豆、蛋、禽肉、猪瘦肉、牛肉等。

(5)肾虚血瘀型子宫内膜异位症。宜食补肾化瘀食物,如山药、栗子、荔枝、兔肉、乌鸡、虾仁、牡蛎、甲鱼、乌龟、韭菜、山楂、益母草、桃仁、丹参等。

(6)宜食软坚散结食物。如昆布、海藻、紫菜、海蜇、牡蛎、鳖甲、穿山甲等。

(7)宜适量饮低度酒。酒类具有温通血脉、行气散寒、止痛等作用,适量饮米酒、黄酒、酒酿、葡萄酒、低度曲酒等,有利于防治子宫内膜异位症。

(8)忌食生冷寒凉食物。如冷饮、冰镇饮料、冰镇酒类、生拌凉菜、螃蟹、田螺、蚌、蛏子、梨、柿子、西瓜、黄瓜、荸荠、藕等,易固血为寒凝,以致血行受阻,不通则痛,加重子宫内膜异位症。

(9)忌食辛辣刺激性食物。如辣椒、胡椒、蒜、葱、姜、韭菜、烟、烈性酒、各种辛辣调味品等,易引起盆腔充血和炎症,加重子宫内膜异位症。

2. 气滞血瘀型子宫内膜异位症食疗方

气滞血瘀型子宫内膜异位症主症、治则见前文介绍,以下食疗方,供酌情选用。

(1)丹参、赤芍、益母草各 15 克,柴胡、青皮各 10 克,没药、莪术各 10 克,大米 100 克,红糖适量。前 7 味水煎取汁,入大米煮成粥，加红糖调味即可。每日1剂，分2次食用。

(2)丹参、鳖甲、桃仁、三棱各12克，当归、枳壳、陈皮各10克，粳米100克，红糖适量。前7味水煎取汁，入粳米煮成粥，加红糖调味即可。每日1剂，分2次食用。

(3)丹参15克，延胡索12克，月季花、佛手花各5克，红糖适量。各味入杯，冲入沸水，加盖泡15分钟即可。每日1剂，代茶饮用，冲淡为止。

3. 寒凝血瘀型子宫内膜异位症食疗方

寒凝血瘀型子宫内膜异位症主症、治则见前文介绍，以下食疗方，供酌情选用。

(1)菟丝子、丹参、益母草各15克，干姜、肉桂、莪术各10克，血米100克，红糖适量。前6味水煎取汁，入血米煮成粥，加红糖调味即可。每日1剂，分2次食用。

(2)茯苓、赤芍、桃仁各15克，桂枝、艾叶各10克，大米100克，蜂蜜适量。前5味水煎取汁，入大米煮成粥，加蜂蜜调味即可。每日1剂，分2次食用。

(3)当归15克，肉桂、小茴香各10克，三七末3克，粳米100克，红糖适量。前3味水煎取汁，入粳米煮至粥将成，加三七末、红糖拌匀煮成粥即可。每日1剂，分2次食用。

4. 湿热瘀结型子宫内膜异位症食疗方

湿热瘀结型子宫内膜异位症主症、治则见前文介绍，以下食疗方，供酌情选用。

(1)丹参、益母草各20克，茯苓、苍术、黄檗、马齿苋各15克，莪术、红花各10克，大米100克，红糖适量。前8味水煎取汁，入大米煮成粥，加红糖调味即可。每日1剂，分2次食用。

(2)鱼腥草、丹参各20克，法半夏、陈皮各12克，桃仁、三棱、莪术各10克，赤小豆、薏苡仁各60克，红糖适量。前7味水煎取汁，入赤小豆、薏苡仁煮成粥，加白糖调味即可。每日1剂，分2次食用。

(3)冬瓜仁30克，苍术、黄檗、牛膝各12克，红花、三棱、没药各10克,芡实米、大米各50克,红糖适量。前7味水煎取汁,入芡实米、大米煮成粥,加红糖调味即可。每日1剂,分2次食用。

5. 气虚血瘀型子宫内膜异位症食疗方

气虚血瘀型子宫内膜异位症主症、治则见前文介绍,以下食疗方,供酌情选用。

(1)黄芪30克,白术15克,三棱、桃仁、没药各10克,大米100克,红糖适量。前5味水煎取汁,入大米煮成粥,加红糖调味即可。每日1剂,分2次食用。

(2)党参、益母草各20克,山楂、莪术各12克,鲜山药丁(去皮)、薏苡仁、粳米各30克,红糖适量。前4味水煎取汁,入薏苡仁煮化,入粳米煮至粥将成,加鲜山药丁、红糖拌匀煮成粥即可。每日1剂,分2次食用。

(3)党参20克,炒蒲黄、炒五灵脂、白术各12克,人参末6克,鲜山药丁(去皮)、大米各10克,红糖适量。前4味水煎取汁,入大米煮化,入鲜山药丁煮成粥,加人参末、红糖调味即可。每日1剂,分2次食用。

6. 肾虚血瘀型子宫内膜异位症食疗方

肾虚血瘀型子宫内膜异位症主症、治则见前文介绍,以下食疗方,供酌情选用。

(1)补骨脂、熟地黄各15克,鹿角胶、枸杞子各12克,桃仁、莪术、丹参各10克,粟米、大米各30克,红糖适量。前7味水煎取汁,入粟米、大米煮成粥,加红糖调味即可。每日1剂,分2次食用。

(2)骨碎补、女贞子各20克,丹参、红茶、益母草各12克,杜仲、阿胶(烊化冲服)各15克,血米100克,红糖适量。前6味水煎取汁,入血米煮成粥,加红糖调味即可。每日1剂,分2次食用。

(3)紫草、墨旱莲、生地黄各20克,益母草、丹参、核桃仁各15克,肉桂、干姜各10克,芡实米、大米各60克,红糖适量。前8味水煎取汁,入芡实米、大米煮成粥,加红糖调味即可。每日1剂,分2次食用。

第六章　子宫内膜癌用药与食疗

子宫内膜癌是指发生于子宫内膜上皮的恶性肿瘤，多见于40～70岁女性或长期不排卵女性，占女性生殖系统恶性肿瘤的20%～30%。子宫内膜癌通常分为子宫内膜腺癌、浆液性癌、黏液性癌、鳞状细胞癌、混合性癌和未分化癌等6种类型。发病原因主要与雌激素（包括外源性雌激素）对子宫内膜的长期持续刺激而无孕激素对抗有关。子宫内膜癌主要临床表现为阴道出血，已绝经患者主要表现为绝经后阴道出血，未绝经患者主要表现为月经紊乱或不规则阴道出血或月经过多、月经期延长；阴道异常排液，为癌灶渗出液或感染、坏死的表现，呈浆液性、血性或脓性，有臭味；下腹疼痛，由子宫腔积液或积脓引起；晚期患者出现贫血、消瘦、恶病质、全身衰竭等。

子宫内膜癌临床分期（国际妇产科联合会）：0期，腺瘤样增生或原位癌，不列入治疗效果统计。Ⅰ期，癌灶局限于子宫体，$Ⅰ_a$子宫腔长度≤8厘米，$Ⅰ_b$子宫腔长度＞8厘米。Ⅱ期，癌灶浸润子宫体和子宫颈，但局限于子宫。Ⅲ期，癌灶浸润阴道、子宫旁组织，但未浸润膀胱、直肠，局限于盆腔内。Ⅳ期，$Ⅳ_a$癌灶浸润膀胱、直肠，$Ⅳ_b$癌灶盆腔外远处转移。子宫内膜癌浸润和转移能力相对较低，治疗效果一般较好，5年生存率为60%～70%。预后与年龄、临床分期、细胞分化程度和组织类别等有关，年龄越大、临床分期越高、细胞分化程度越差，则预后也越差。

子宫内膜癌属于中医学癥瘕、石瘕、崩漏、五色带、经绝复行等范畴。根据子宫内膜癌临床表现，中医学将子宫内膜癌辨证分为气滞血瘀型、热毒瘀结型、气血两虚型、脾胃两虚型等施治。

一、子宫内膜癌西医用药

1. 子宫内膜癌临床分期治疗方法

子宫内膜癌治疗方法，主要有手术治疗、放射治疗、孕激素治疗和化学治疗等，可单用也可综合应用。通常根据子宫内膜癌临床分期，选择适当的治疗方法。

(1) 0期。手术治疗。

(2) Ⅰ期。以手术治疗为主，必要时行手术前或手术后放射治疗。

(3) Ⅱ期。手术治疗和放射治疗综合治疗。

(4) Ⅲ期。以放射治疗为主，或放射治疗和手术治疗、化学治疗综合治疗。

(5) Ⅳ期。孕激素治疗、化学治疗或两者综合治疗。主要应用孕激素治疗，常用甲地孕酮、己酸孕酮、甲羟孕酮等。

2. 子宫内膜癌单药化学治疗用药方

(1)环磷酰胺，每次每平方米0.4～1克，25％葡萄糖注射液20毫升稀释，静脉推注，第1日1次，每1～3周为1个周期。

(2)阿霉素，每次每平方米50毫克，25％葡萄糖注射液20毫升稀释，静脉推注，第1日1次，每3周为1个周期。

(3)顺铂，每次每平方米50毫克，0.9％氯化钠注射液500毫升稀释，静脉滴注，第1日1次，每3周为1个周期。

(4)卡铂，每次每平方米0.3克，25％葡萄糖注射液20毫升稀释，静脉推注，第1日1次，每4周为1个周期。

(5)氟尿嘧啶，每次每平方米0.5克，0.9％氯化钠注射液500毫升稀释，静脉滴注，第1日1次，每3周为1个周期。

3. 子宫内膜癌联合化学治疗用药方

主要适用于Ⅲ期、Ⅳ期子宫内膜癌的治疗和复发子宫内膜癌的治疗。

(1)AP方案。阿霉素，每次每平方米50毫克，25％葡萄糖注射液20毫升稀释，静脉推注，第1日1次；顺铂，每次每平方米50

毫克，25%葡萄糖注射液 20 毫升稀释，静脉推注，水化利尿，第 1 日 1 次；每 3 周为 1 个周期。

(2) TC 方案。紫杉醇，每次每平方米 0.125～0.175 克，0.9%氯化钠注射液 1 000 毫升稀释，静脉滴注 3 小时，第 1 日 1 次；卡铂，每次每平方米 0.3 克，25%葡萄糖注射液 20 毫升稀释，静脉推注，第 1 日 1 次；每 4 周为 1 个周期。

(3)CAP 方案。环磷酰胺，每次每平方米 0.6 克，25%葡萄糖注射液 20 毫升稀释，静脉推注，第 1 日 1 次；阿霉素或表柔比星，每次每平方米 50 毫克，25%葡萄糖注射液 20 毫升稀释，静脉推注，第 1 日 1 次；顺铂，每次每平方米 60 毫克，0.9%氯化钠注射液 500 毫升稀释，静脉滴注，第 1 日 1 次；每 3～4 周为 1 个周期。

(4)CEP 方案。环磷酰胺，每次每平方米 0.6 克，25%葡萄糖注射液 20 毫升稀释，静脉推注，第 1 日 1 次；足叶乙甙，每次每平方米 0.1 克，0.9%氯化钠注射液 500 毫升稀释，静脉滴注，第 1～5 日，每日 1 次；顺铂，每次每平方米 60 毫克，0.9%氯化钠注射液 500 毫升稀释，静脉滴注，第 1 日 1 次；每 3～4 周为 1 个周期。

(5)AEP 方案。阿霉素或表柔比星，每次每平方米 50 毫克，25%葡萄糖注射液 20 毫升稀释，静脉推注，第 1 日 1 次；足叶乙甙，每次每平方米 0.1 克，0.9%氯化钠注射液 500 毫升稀释，静脉滴注，第1～3 日，每日 1 次；顺铂，每次每平方米 20 毫克，0.9%氯化钠注射液 500 毫升稀释，静脉滴注，第1～3 日，每日 1 次；每 3～4 周为 1 个周期。

(6)ATP 方案。阿霉素，每次每平方米 45 毫克，25%葡萄糖注射液 20 毫升稀释，静脉推注，第 1 日 1 次；紫杉醇，每次每平方米 0.125～0.15 克，0.9%氯化钠注射液 500 毫升稀释，静脉滴注，第 1 日 1 次；顺铂，每次每平方米 60 毫克，25%葡萄糖注射液 20 毫升稀释，静脉推注，水化利尿，第 1 日 1 次；每 3～4 周为 1 个周期。

(7)FAC 方案。氟尿嘧啶，每次每平方米 0.5 克，0.9%氯化钠注射液 500 毫升稀释，静脉滴注，第 1 日 1 次；阿霉素，每次每平方米 50 毫克，25％葡萄糖注射液 20 毫升稀释，静脉推注，第 1 日 1 次；环磷酸胺，每次每平方米 0.6 克，25％葡萄糖注射液 20 毫升稀释，静脉推注，第 1 日 1 次；每 3 周为 1 个周期。

4. 子宫内膜癌孕激素用药方

主要应用大剂量孕激素，如甲羟孕酮、甲地孕酮、己酸孕酮等。适用于子宫内膜癌Ⅳ期或复发患者、有手术禁忌证患者、年轻且渴望保留生育功能的 0 期或Ⅰ期患者和具有高危因素的雌孕激素受体阳性的 0 期或Ⅰ期患者。

(1)甲羟孕酮，每次 0.5 克，每日 1 次，口服，连用 6 个月。

(2)甲地孕酮，负荷量，每次 0.16 克，每晚 1 次，口服，连用 3 个月；维持量，每次 0.5 克，每周 2 次，口服，连用 3 个月。

(3)己酸孕酮，负荷量，每次 0.5 克，每日 1 次，肌内注射，连用 1 个月；维持量，每次 0.5～1.0 克，每周 2 次，肌内注射，连用 5 个月。

5. 子宫内膜癌抗雌激素用药方

他莫昔芬，每次 20 毫克，每日 2 次，口服。

他莫昔芬具有抗雌激素作用，可提高孕激素受体水平，若加孕激素治疗，则效果更好。

6. 子宫内膜癌孕激素联合化学治疗用药方

多用于子宫内膜癌Ⅳ期或复发患者。

(1)卡铂加孕激素。卡铂，每次每平方米 0.3 克，25％葡萄糖注射液 20 毫升稀释，静脉推注，第 1 日 1 次，每 4 周为 1 个周期，连用 6 个周期；甲地孕酮，每次 80 毫克，每日 2 次，口服，连用 3 周；交替应用。

(2)AEP 方案。阿霉素，每次每平方米 40 毫克，25％葡萄糖注射液 20 毫升稀释，静脉推注，第 1 日 1 次；依托泊苷，每次每平方米 75 毫克，25％葡萄糖注射液 20 毫升稀释，静脉推注，第 1～3

日，每日1次；顺铂，每次每平方米20毫克，25%葡萄糖注射液20毫升稀释，静脉推注，第1～3日，每日1次；甲地孕酮，每次80毫克，每日2次，口服；每3～4周为1个周期。

二、子宫内膜癌中医用药

子宫内膜癌中医用药，适用于子宫内膜癌有手术禁忌证、子宫内膜癌手术后康复期、子宫内膜癌放射治疗或化学治疗有毒性反应和不愿意手术治疗患者。

1. 子宫内膜癌辨证施治方

(1)气滞血瘀型子宫内膜癌。主症可见阴道出血淋漓不断、久治不愈，小腹胀满有块、坚硬固定不移，面色晦暗、肌肤不润，舌质暗或有瘀点瘀斑，脉沉涩。宜采用行气导滞、活血散瘀等治则，方用香棱丸加减。药用木香、丁香、三棱、枳壳、莪术、青皮、川楝子、小茴香各10克。随症加减用药。①阴道出血不止：加生蒲黄15克、三七粉6克。②腹痛甚：加香附、延胡索各10克。③胃纳少：加砂仁10克。每日1剂，水煎取汁，分2次服用。

(2)热毒瘀结型子宫内膜癌。主症可见子宫腔积液、手术后感染，阴道流浊液、如脓样、腐臭难闻，发热、小腹作痛、烦热口干、大便干结、小便黄少，舌质红、舌苔黄，脉数。宜采用清热解毒、消积排脓等治则，方用五味消毒饮加减。药用金银花、野菊花、蒲公英、紫花地丁、紫背天葵子、天花粉、败酱草各15克。每日1剂，水煎取汁，分2次服用。

(3)气血两虚型子宫内膜癌。主症可见心悸气短、神疲肢倦、头昏眼花、面色苍白或萎黄消瘦，舌质淡，脉虚数。宜采用补气养血、扶正祛邪等治则，方用人参营养汤加减。药用黄芪15克，白术、陈皮、甘草、白芍、当归、熟地黄、五味子、茯苓各10克，人参、远志各6克。随症加减用药。①纳谷不香：加鸡内金10克、砂仁6克。②发热：加金银花、连翘各15克。每日1剂，水煎取汁，分2次服用。

(4)脾胃两虚型子宫内膜癌。主症可见恶心呕吐、口中无味、纳谷不香、神疲嗜睡,白细胞降低,舌质淡、舌苔白,脉缓无力。宜采用健脾和胃、降逆止呕等治则,方用香砂六君子汤加减。药用人参、白术、茯苓、甘草、木香、砂仁、陈皮、法半夏、大枣、生姜各10克。每日1剂,水煎取汁,分2次服用。

2. 子宫内膜癌秘验方

(1)香附、鸡内金各12克,三棱、莪术、青皮、川楝子、延胡索各10克,小茴香、三七粉(冲服)各6克。每日1剂,水煎取汁,分2次服用。具有行气导滞、活血化瘀等作用,适用于气滞血瘀型子宫内膜癌。

(2)金银花、蒲公英、败酱草各30克,野菊花、紫花地丁各15克,天花粉、连翘各10克,生甘草6克。每日1剂,水煎取汁,分2次服用。具有清热解毒、消积排脓等作用,适用于热毒瘀结型子宫内膜癌。

(3)黄芪、山药各20克,白术、茯苓各12克,人参、当归、白芍、熟地黄各10克,柏子仁、五味子、甘草各6克。每日1剂,水煎取汁,分2次服用。具有补气养血、扶正祛邪等作用,适用于气血两虚型子宫内膜癌。

(4)党参30克,白术、山药各15克,茯苓、陈皮、法半夏各12克,炙甘草10克,大枣10个,生姜片6片。每日1剂,水煎取汁,分2次服用。具有健脾和胃、降逆止呕等作用,适用于脾胃两虚型子宫内膜癌。

(5)牡蛎、白花蛇舌草各30克,夏枯草、地榆、天花粉、生黄芪、刺猬皮、生地黄各15克,苍术、黄檗、桃仁、郁金各10克。每日1剂,水煎取汁,分2次服用。具有清热解毒、活血化瘀等作用,适用于热毒瘀结型子宫内膜癌。

(6)龙胆草、金银花各30克,水蛭、蜂房、黄檗各15克,虻虫、乳香、没药、黄连、牡丹皮各10克。每日1剂,水煎取汁,分2次服用。具有清热解毒、活血化瘀等作用，适用于热毒瘀结型子宫内膜癌。

3. 子宫内膜癌成药方

(1)东北双参蜂王口服液。由人参、党参、蜂王浆制成。每次10毫升，每日3次，口服。具有补肾健脾、强心安神、滋补强壮等作用，适用于气血两虚型子宫内膜癌。

(2)人参五加茶。由人参、五加皮制成。每次10克，每日3次，温开水送服。具有补气益精、益智安神等作用，适用于放射治疗、化学治疗后气血两虚型子宫内膜癌。

(3)龟芪精。由龟甲、黄芪制成。每次10毫升，每日3次，口服。具有补气养血、安神益智等作用，适用于手术治疗后、放射治疗后或化学治疗后气血两虚型子宫内膜癌。

(4)参茸王浆口服液。由人参、鹿茸、蜂王浆制成。每次10毫升，每日3次，口服。具有益气血、补脾胃、益肝肾等作用，适用于放射治疗后、化学治疗后气血两虚型子宫内膜癌。

4. 子宫内膜癌煎剂方

山豆坎脐散。白花蛇舌草60克，山豆根、坎脐、贯众、黄檗各5克。每日1剂，水煎取汁，分2次服用。具有清热解毒、利湿化瘀等作用，适用于热毒瘀结型子宫内膜癌。

二、子宫内膜癌食疗

1. 子宫内膜癌饮食宜忌

(1)宜食清淡且富含营养食物。如富含维生素C、B族维生素、维生素E、胡萝卜素等新鲜蔬菜和水果。

(2)气滞血瘀型子宫内膜癌。宜食青皮、陈皮、金橘饼、桃仁、山楂、茉莉花、佛手花、槐花、萝卜等。

(3)热毒瘀结型子宫内膜癌。宜食金银花、菊花、蒲公英、败酱草、绿豆、赤小豆等。

(4)气血两虚型子宫内膜癌。宜食人参、黄芪、薏苡仁、猪瘦肉、鸡肉、牛肉、兔肉、蛋、动物血、黑芝麻、黑木耳、黑米、菠菜、苋菜、空心菜等。

(5)脾胃两虚型子宫内膜癌。宜食人参、黄芪、薏苡仁、山药、茯苓、白扁豆、番薯、牛肉、牛肚、鲈鱼、樱桃、芡实、菱角、莲子等。

(6)忌食辛辣刺激性食物。如辣椒、辣酱、芥末、咖喱等。

2. 气滞血瘀型子宫内膜癌食疗方

气滞血瘀型子宫内膜癌主症、治则见前文介绍,以下食疗方,供酌情选用。

(1)丹参、夏枯草各 20 克,柴胡、香附、枳壳各 12 克,三棱、乳香各 10 克,大米 100 克,红糖适量。前 7 味水煎取汁,入大米煮成粥,加红糖调味即可。每日 1 剂,分 2 次食用。

(2)益母草、丹参各 20 克,柴胡、木香、青皮各 12 克,莪术、没药各 10 克,粳米 100 克,红糖适量。前 7 味水煎取汁,入粳米煮成粥,加红糖调味即可。每日 1 剂,分 2 次食用。

(3)益母草、郁金各 15 克,香附、川楝子、延胡索各 12 克,陈皮、桃仁、赤芍各 10 克,血米 100 克,白糖适量。前 8 味水煎取汁,入血米煮成粥,加白糖调味即可。每日 1 剂,分 2 次食用。

3. 热毒瘀结型子宫内膜癌食疗方

热毒瘀结型子宫内膜癌主症、治则见前文介绍,以下食疗方,供酌情选用。

(1)金银花、野菊花、冬瓜皮、败酱草各 20 克,黄芪、升麻各 10 克,绿豆、大米各 60 克,冰糖适量。前 6 味水煎取汁,入大米煮化,入绿豆煮成粥,加冰糖煮溶即可。每日 1 剂,分 2 次食用。

(2)蒲公英、紫花地丁、败酱草各 20 克,黄芪、柴胡各 10 克,赤小豆 30 克,粳米 60 克,白糖适量。前 5 味水煎取汁,入赤小豆煮化,入粳米煮成粥,加白糖调味即可。每日 1 剂,分 2 次食用。

(3)野菊花、紫背天葵子、败酱草各 20 克,天花粉、茯苓各 12 克,鲜冬瓜片(去皮)300 克,葱、姜、食盐、味精、色拉油各适量。前 5 味水煎取汁,入鲜冬瓜片煮酥熟,加其余各味拌匀煮沸煮入味即可。每日1剂，分2次佐餐食用。

4. 气血两虚型子宫内膜癌食疗方

气血两虚型子宫内膜癌主症、治则见前文介绍，以下食疗方，供酌情选用。

(1)黄芪30克，白术、白芍各15克，当归、熟地黄、茯苓各10克，远志、甘草各6克，大米100克，红糖适量。前8味水煎取汁，入大米煮成粥，加红糖调味即可。每日1剂，分2次食用。

(2)党参30克，鸡血藤20克，白芍、白术、阿胶(烊化冲服)各10克，鲜山药丁(去皮)、粳米各60克，红糖适量。前4味水煎取汁，入粳米煮化，入鲜山药丁拌匀煮成粥，加红糖调味即可。每日1剂，分2次食用。

(3)太子参、西洋参各20克，丹参、白芍各12克，白术、大枣各10克，血米100克，白糖适量。前5味水煎取汁，入大枣、血米煮成粥，加白糖调味即可。每日1剂，分2次食用。

5. 脾胃两虚型子宫内膜癌食疗方

脾胃两虚型子宫内膜癌主症、治则见前文介绍，以下食疗方，供酌情选用。

(1)党参20克，白术、茯苓各12克，木香、砂仁各10克，薏苡仁30克，大米60克，白糖适量。前5味水煎取汁，入薏苡仁煮化，入大米煮成粥，加白糖调味即可。每日1剂，分2次食用。

(2)黄芪、太子参各15克，白术、半夏、陈皮、鸡内金各10克，炙甘草6克，鲜山药丁(去皮)、粳米各60克，红糖适量。前7味水煎取汁，入粳米煮化，入鲜山药丁煮成粥，加红糖调味即可。每日1剂，分2次食用。

(3)白术、山药、茯苓各15克，砂仁、人参末、大枣各10克，大米100克，蜂蜜适量。前4味水煎取汁，入大枣、大米煮至粥将成，入人参末拌匀煮成粥，加蜂蜜调味即可。每日1剂，分2次食用。

第七章　子宫肉瘤用药与食疗

子宫肉瘤是指发生于子宫间质、结缔组织和平滑肌的恶性肿瘤，多见于40～60岁女性，未婚者发病率高于已婚者，分为子宫平滑肌肉瘤、子宫恶性中胚叶混合肉瘤和子宫内膜间质肉瘤等3种类型。子宫肉瘤恶性程度高、死亡率高、预后较差，5年生存率为30%～50%。子宫肉瘤主要临床表现为阴道不规则出血、腹痛、腹部肿块。子宫肉瘤较大时，可出现膀胱、输尿管、直肠等压迫症状。

子宫肉瘤临床分期（国际抗癌协会）：Ⅰ期，瘤灶局限于子宫体。Ⅱ期，瘤灶浸润子宫颈或子宫浆膜层。Ⅲ期，瘤灶浸润子宫外器官，但局限于盆腔内。Ⅳ期，瘤灶盆腔外远处转移。

子宫肉瘤属于中医学石瘕、秋聚、癥瘕、崩漏等范畴。根据子宫肉瘤临床表现，中医学将子宫肉瘤辨证分为气滞血瘀型、湿热瘀结型等施治。

一、子宫肉瘤西医用药

1. 子宫肉瘤单药化学治疗用药方

（1）阿霉素，每次每平方米40～50毫克，25%葡萄糖注射液20毫升稀释，静脉推注，每3周1次；或每次每平方米20毫克，每周1次，口服。总量不宜超过450毫克。

（2）异环磷酰胺，每次每平方米1.2～2.5克，0.9%氯化钠注射液500～1 000毫升稀释，静脉滴注，每日1次，连用3～5日，每3～4周为1个周期。

（3）达卡巴嗪，每次每平方米0.2～0.4克，5%葡萄糖注射液100毫升稀释，静脉滴注30分钟，每日1次，连用5～10日，每4～5周为1个周期。

（4）依托泊苷，每次50毫克，每日2次，口服，连用14日，每

28日为1个周期；或每次每平方米0.1～0.2克，0.9%氯化钠注射液500毫升稀释，静脉滴注，每日1次，连用3～5日。

(5)长春新碱，每次每平方米1～2毫克，25%葡萄糖注射液20毫升稀释，静脉推注，每周1次。

(6)放线菌素D，每次0.3～0.4毫克，0.9%氯化钠注射液500毫升稀释，静脉滴注，每5日1次。

2. 子宫肉瘤联合化学治疗用药方

(1)方案Ⅰ。达卡巴嗪，每次每平方米0.2克，0.9%氯化钠注射液500毫升稀释，静脉滴注，第1～5日，每日1次；顺铂，每次每平方米20毫克，0.9%氯化钠注射液500毫升稀释，静脉滴注，第1～5日，每日1次；阿霉素或表柔比星，每次每平方米50毫克，25%葡萄糖注射液20毫升稀释，静脉推注，第1日1次；每3～4周为1个周期。

(2)方案Ⅱ。长春新碱，每次1～1.5毫克，25%葡萄糖注射液20毫升稀释，静脉推注，每周1次，共12次；放线菌素D，每次0.4毫克，0.9%氯化钠注射液500毫升稀释，静脉滴注，第1～5日，每日1次，每月为1个周期；环磷酰胺，每次每千克体重5～7毫克，25%葡萄糖注射液20毫升稀释，静脉推注，第1～5日，每日1次，每月为1个周期。

3. 子宫平滑肌肉瘤联合化学治疗用药方

(1)VAD方案。长春新碱，每次每平方米1毫克，0.9%氯化钠注射液10毫升稀释，静脉冲入，第1～2日，每日1次；阿霉素，每次每平方米20毫克，0.9%氯化钠注射液10毫升稀释，静脉冲入，第1～3日，每日1次；达卡巴嗪，每次每平方米0.25克，0.9%氯化钠注射液150毫升稀释，静脉滴注，第1～5日，每日1次；每3～4周为1个周期。

(2)IEA方案。异环磷酰胺，每次每平方米1.2～1.5毫克，0.9%氯化钠注射液500毫升稀释，静脉滴注，第1～3日，每日1次；美司钠，每次按异环磷酰胺1/5量，0.9%氯化钠注射液10毫升稀释，第0、4、8小时各静脉冲入1次，第1～3日，每日1次；依托泊苷，每次0.1克，0.9%氯化钠注射液500毫升稀释，静脉滴注，第1～3日，每日1次；阿霉素，每次每平方米20毫克，0.9%氯化钠注射液10毫升稀释，静脉冲入，第1～3日，每日1次；每3～4周为1个周期。

4. 子宫恶性中胚叶混合肉瘤联合化学治疗用药方

（1）PA方案。顺铂，每次每平方米50～100毫克，0.9%氯化钠注射液500毫升稀释，静脉滴注，水化利尿，第1日1次；阿霉素，每次每平方米40～60毫克，0.9%氯化钠注射液10毫升稀释，静脉冲入，第1日1次；每3～4周为1个周期。

（2）IEP方案。异环磷酰胺，每次每平方米1.2～1.5毫克，林格注射液250毫升稀释，静脉滴注，第1～3日，每日1次；美司钠，每次按异环磷酰胺1/5量，0.9%氯化钠注射液10毫升稀释，第0、4、8小时各静脉冲入1次，第1～3日，每日1次；依托泊苷，每次0.1克，0.9%氯化钠注射液500毫升稀释，静脉滴注，第1～5日，每日1次；顺铂，每次每平方米20毫克，0.9%氯化钠注射液10毫升稀释，静脉冲入，或0.9%氯化钠注射液500毫升稀释，静脉滴注，第1～5日，每日1次；每4周为1个周期。

5. 子宫内膜间质肉瘤孕激素用药方

（1）甲地孕酮，每次0.16克，每日1次，口服；或甲羟孕酮，每次0.5克，每日1次，口服；或已酸孕酮，每次0.5～1.0克，肌内注射，每周2次。

（2）他莫昔芬，每次10毫克，每日2次，口服；若用药数周效果不理想，可加倍应用，即每次20毫克，每日2次，口服。

二、子宫肉瘤中医用药

1. 子宫肉瘤辨证施治方

（1）气滞血瘀型子宫肉瘤。主症可见腹部肿块坚而不实、固定不移，小腹疼痛或胀痛拒按、痛引胸胁和腰骶，阴道出血量多或淋漓不断、血色暗红块多，面色晦暗、肌肤失润、口干不欲饮，舌质暗或边尖有瘀点瘀斑、舌苔薄白，脉沉弦或沉涩。宜采用活血行气、化瘀消癥等治则，方用大黄䗪虫丸加减。药用䗪虫、桃仁、黄芩、生地黄、白芍、杏仁各10克，大黄、水蛭、虻虫、蛴螬、干漆、甘草各6克。每日1剂，水煎取汁，分2次服用。

（2）湿热瘀结型子宫肉瘤。主症可见腹部肿块迅速增大、疼痛拒按、连及腰骶坠胀不适，阴道排液量多、杂色齐下、恶臭难闻，阴道出血崩中漏下、血色暗如败酱或水血混杂，脘闷纳呆或大便溏而不爽，小便黄，舌质紫暗、舌苔黄厚腻，脉滑数。宜采用清热利湿、化瘀消癥等治则，方用大黄牡丹汤合四妙丸加减。药用薏苡仁、冬瓜仁各15克，牡丹皮、桃仁、苍术、黄檗、牛膝各10克，大黄、芒硝各6克。每日1剂，水煎取汁，分2次服用。

2. 子宫肉瘤秘验方

（1）䗪虫、水蛭、川芎、赤芍、桃仁、莪术、青皮各10克，大黄、甘草各6克。每日1剂，水煎取汁，分2次服用。具有行气活血、化癥散结等作用，适用于气滞血瘀型子宫肉瘤。

（2）䗪虫、虻虫、蛴螬、木香、陈皮、红花、三棱各10克，炙大黄、甘草各6克。每日1剂，水煎取汁，分2次服用。具有活血行气、化瘀散结等作用，适用于气滞血瘀型子宫肉瘤。

（3）䗪虫、制水蛭、虻虫、炒蛴螬、桃仁、莪术各10克，制大黄、甘草各6克。每日1剂，水煎取汁，分2次服用。具有活血破血、通经消癥等作用，适用于气滞血瘀型子宫肉瘤。

（4）薏苡仁、冬瓜皮各30克，牡丹皮、红花、苍术、黄檗、法半夏、陈皮各10克，制大黄、甘草各6克。每日1剂，水煎取汁，分2次服用。具有清热利湿、化瘀消结等作用，适用于湿热瘀结型子宫肉瘤。

3. 子宫肉瘤成药方

（1）化癥回生片。由益母草、桃仁、红花、虻虫、醋炙三棱、水蛭、煅干漆、阿魏、醋炙延胡索、川芎、醋炙乳香、醋炙没药、醋炙五灵脂、蒲黄炭、苏木、降香、大黄、麝香、姜黄、醋炙香附、炒黄杏仁、紫苏子、盐炒茴香、丁香、甘草、水炙吴茱萸、肉桂、高良姜、花椒炭、炙艾叶、两头尖、人参、当归、白芍、熟地黄、鳖甲胶制成。每次5～6片，每日2次，饭前黄酒送服。具有化瘀消癥、疏肝理气等作用，适用于气滞血瘀型子宫肉瘤。

(2)犀黄丸。由犀角、蒲黄、生地黄、大黄制成。每次3～6克，每日2次，温开水送服。具有活血化瘀、消肿定痛、清热解毒等作用，适用于湿热瘀结型子宫肉瘤。

(3)宫瘤清胶囊。由熟大黄、䗪虫、水蛭、桃仁、蒲黄、黄芩、枳实、牡蛎、生地黄、白芍、甘草制成。每次3粒，每日2次，温开水送服。具有活血化瘀、软坚散结等作用，适用于气滞血瘀型子宫肉瘤。

三、子宫肉瘤食疗

1. 子宫肉瘤饮食宜忌

(1)宜食清淡且富含营养食物。如新鲜蔬菜和水果，以补充维生素A、B族维生素、维生素C、维生素E等，有利于抗癌。

(2)气滞血瘀型子宫肉瘤。宜食金橘饼、青皮、陈皮、桃仁、山楂、茉莉花、佛手花、萝卜等。

(3)湿热瘀结型子宫肉瘤。宜食鱼腥草、马齿苋、冬瓜仁、薏苡仁、桃仁、山楂、红花、槐花、佛手花等。

(4)宜食软坚散结食物。如昆布、海藻、紫菜、海蜇、牡蛎、甲鱼、乌龟、穿山甲等，均有一定抗癌作用。

(5)忌食辛辣刺激性食物。如辣椒、辣酱、芥末、咖喱等。

2. 气滞血瘀型子宫肉瘤食疗方

气滞血瘀型子宫肉瘤主症、治则见前文介绍，以下食疗方，供酌情选用。

(1)丹参、夏枯草各15克，䗪虫、香附、白芍、桃仁、乳香各10克，制大黄、甘草各6克，大米100克，红糖适量。前9味水煎取汁，入大米煮成粥，加红糖调味即可。每日1剂，分2次食用。

（2）赤芍、益母草各15克，水蛭、虻虫、红花、柴胡、没药各10克，大黄、甘草各6克，粳米100克，红糖适量。前9味水煎取汁，入粳米煮成粥，加红糖调味即可。每日1剂，分2次食用。

（3）益母草、丹参各20克，枳壳、青皮、桃仁、莪术各10克，制大黄、䗪虫、甘草各6克，大米100克，红糖适量。前9味水煎取汁，入大米煮成粥，加红糖调味即可，每日1剂，分2次食用。

3. 湿热瘀结型子宫肉瘤食疗方

湿热瘀结型子宫肉瘤主症、治则见前文介绍，以下食疗方，供酌情选用。

（1）茵陈20克，茯苓、苍术、黄檗各10克，牡丹皮、桃仁各9克，大黄、甘草各6克，大米100克，白糖适量。前8味水煎取汁，入大米煮成粥，加白糖调味即可。每日1剂，分2次食用。

（2）车前草20克，苍术、黄檗、牛膝、红花各10克，制大黄、甘草各6克，鲜冬瓜块（去皮）300克，葱、姜、食盐、味精、色拉油各适量。前7味水煎取汁，入鲜冬瓜块煮酥熟，加后5味煮入味即可。每日1剂，分2次佐餐食用。

（3）土茯苓、薏苡仁各20克，苍术、黄檗、红花、莪术各10克，制大黄6克，粳米100克，白糖适量。前7味水煎取汁，入粳米煮成粥，加白糖调味即可。每日1剂，分2次食用。

第八章　子宫颈炎用药与食疗

子宫颈炎是指由于各种原因引起的子宫颈部炎症，是育龄女性常见病，按起病急慢程度分为急性子宫颈炎和慢性子宫颈炎，按致病病原体不同分为病毒性子宫颈炎、结核性子宫颈炎、放线菌性子宫颈炎、淋菌性子宫颈炎、沙眼衣原体性子宫颈炎、阿米巴性子宫颈炎等。急性子宫颈炎常与急性阴道炎、急性子宫内膜炎同时存在，多见于产褥期感染或感染性流产后，淋菌、沙眼衣原体为常见病原体。慢性子宫颈炎主要以子宫颈糜烂、子宫颈肥大、子宫颈息肉、子宫颈腺囊肿和子宫颈管炎等为特征，临床上较为多见，约占已婚女性的半数以上，少数患者还可诱发子宫颈癌。急性子宫颈炎主要临床表现为脓性白带、下腹或腰骶疼痛、膀胱刺激症状、脓性分泌物自宫颈流出等。慢性子宫颈炎主要临床表现为白带增多、外阴瘙痒、下腹或腰骶疼痛、膀胱刺激症状、排便时肛门疼痛、月经不调、不孕等。

子宫颈炎属于中医学带下病、月经不调、不孕等范畴。根据子宫颈炎临床表现，中医学将子宫颈炎辨证分为湿热蕴结型、热毒炽盛型、湿毒内侵型等施治。

一、子宫颈炎西医用药

1. 子宫颈炎治疗原则

(1)休息，保持外阴清洁，避免阴道灌洗，避免性生活。

(2)应用合适抗生素，剂量和疗程必须充足。

(3)子宫颈糜烂局部外用药，如10%～15%硝酸银、10%乳酸、1∶5 000高锰酸钾等。

2. 急性子宫颈炎用药方

(1)青霉素(皮试阴性)，每次 80 万单位，肌内注射，每 8 小时

1 次。

(2)大观霉素(皮试阴性),每次 2 克,肌内注射,立即;必要时,1 周后,重复肌内注射 1 次。

3. 慢性子宫颈炎用药方

(1)环丙沙星栓,每次 0.2 克,纳入阴道深处,每晚 1 次,连用 7 日为 1 个疗程。

(2)10%硝酸银,子宫颈糜烂面和子宫颈内口 0.5 厘米处涂布,每周 1 次,连用 3~4 次为 1 个疗程。

10%硝酸银腐蚀性极强,应用需慎重,避免腐蚀阴道黏膜。

(3)庆大霉素,每次 4~8 万单位,子宫颈管和子宫旁组织分点注射,每 3 日 1 次,连用 5 次为 1 个疗程。

(4)重组人干扰素 α2a 栓,每次 1 粒,纳入阴道深处,隔日 1 次,连用 7 次为 1 个疗程。

晚睡前用药,将药栓推置于阴道后穹窿,月经期停用,哺乳期禁用,避免坐浴和性生活。极少数患者用药后,会出现轻微腰腹酸痛,但很快会自行消失。

4. 病毒性子宫颈炎用药方

(1)阿昔洛韦,每次 0.2~0.6 克,每日 2~4 次,口服,连用 10 日为 1 个疗程。

(2)伐昔洛韦,每次 0.3 克,每日 2 次,空腹口服,连用 10 日为 1 个疗程。

5. 结核性子宫颈炎用药方

(1)利福平、异烟肼、乙胺丁醇联合用药。利福平,每次0.45~0.6 克,每日 1 次,饭后 1 小时口服;异烟肼,每次 0.3 克,每日 1 次,口服;乙胺丁醇,每次 0.75~1 克,每日 1 次,口服;连用 6 个月。

(2)利福平、异烟肼联合用药。利福平,每次 0.45~0.6 克,每日 1 次,饭后 1 小时口服;异烟肼,每次 0.3 克,每日 1 次,口服;连用 9 个月。

(3)利福平、异烟肼、链霉素联合用药。链霉素,每次1克,每日2次,口服;连用2个月。然后应用利福平,每次0.45～0.6克,饭后1小时口服;应用异烟肼,每次0.3克,每日1次,口服;连用6个月。

6. 放线菌性子宫颈炎用药方

(1)氨苄西林,每次0.5克,每日4次,口服,连用10日为1个疗程。

(2)甲硝唑,每次0.4克,每日3次,口服,连用10日为1个疗程。

一旦发现放线菌感染,必须及时彻底治疗,严防引起全身性放线菌性脓肿或脑脓肿,甚至死亡。

7. 淋菌性子宫颈炎用药方

(1)头孢曲松,每次0.25～0.5克,每日1次,肌内注射。

(2)大观霉素(皮试阴性),每次2克,每日1次,肌内注射。

8. 沙眼衣原体性子宫颈炎用药方

(1)多西环素,每次0.1克,每日2次,口服,连用7～10日为1个疗程。

(2)阿奇霉素,每次1克,每日1次,口服。

9. 阿米巴性子宫颈炎用药方

(1)甲硝唑,每次0.2克,每日3次,口服,连用10～14日为1个疗程。

(2)氯奎宁,每次0.6克,每日1次,口服,连用2日,改为每次0.3克,每日1次,口服。

(3)10%乳酸或1∶5 000高锰酸钾冲洗阴道后拭净,甲硝唑栓,每次0.5克,纳入阴道深处,每晚1次,连用7～10日为1个疗程。

二、子宫颈炎中医用药

1. 子宫颈炎辨证施治方

(1)湿热蕴结型急性子宫颈炎。主症可见带下量多、如黄茶浓汁或似血非血或青如豆汁、质黏稠或黏腻如脓、味腥臭，胸闷纳呆、烦躁易怒、头晕目赤、腹胀便溏、小便涩痛，舌质红、舌苔黄腻，脉弦滑或濡数。宜采用清热利湿止带等治则，方用止带方加减。药用茯苓12克，猪茯苓、车前子(布包)、泽泻、茵陈、赤芍、牡丹皮、黄檗、栀子各10克，牛膝6克。每日1剂，水煎取汁，分2次服用。

(2)热毒炽盛型急性子宫颈炎。主症可见带下量多、色黄或黄绿如脓或五色杂下、质黏稠、味腐臭，外阴瘙痒或痒痛难忍、坐卧不安，口苦咽干、小腹坠胀、腰骶酸痛、大便干结、小便短少，舌质红、舌苔黄腻，脉滑数。宜采用清热解毒、化湿止带等治则，方用五味消毒饮加减。药用金银花、蒲公英各30克，炒贯众24克，野菊花、紫花地丁各15克，天葵子、土茯苓各12克，椿根皮10克。每日1剂，水煎取汁，分2次服用。

(3)湿毒内侵型慢性子宫颈炎。主症可见带下量多、色黄或黄绿如脓或如米泔水样、味腥臭、质黏稠，小腹胀痛、小便短赤，舌质红、舌苔黄腻，脉滑数。宜采用清热解毒、燥湿止带等治则，方用五味消毒饮合止带方加减。药用金银花、蒲公英、炒贯众各24克，野菊花15克，紫花地丁、天葵子各12克，土茯苓、茵陈、栀子、车前子(布包)、椿根皮、紫草各10克。每日1剂，水煎取汁，分2次服用。

2. 子宫颈炎秘验方

(1)土茯苓、茵陈、车前子(布包)各20克，泽泻、黄檗、牛膝各12克，赤芍、栀子各10克，甘草6克。每日1剂，水煎取汁，分2次服用。具有清热利湿、止带等作用，适用于湿热蕴结型急性子宫颈炎。

(2)茵陈、椿根皮、红藤各20克，金银花、连翘、大青叶各15克，桃仁、三棱、甘草各6克。每日1剂，水煎取汁，分2次服用。具有清热利湿、化瘀散结等作用，适用于湿热蕴结型急性子宫颈炎。

(3)金银花、蒲公英、天葵子各20克，土茯苓、茵陈各15克，苍术、黄檗、牛膝各10克。每日1剂，水煎取汁，分2次服用。具有清热解毒、化湿止带等作用，适用于热毒炽盛型急性子宫颈炎。

(4)金银花、野菊花、白花蛇舌草各20克,苦参15克,苍术、黄柏、泽泻各15克,甘草6克。每日1剂,水煎取汁,分2次服用。具有清热解毒、化湿止带等作用,适用于热毒炽盛型急性子宫颈炎。

(5)金银花、蒲公英各35克,丹参30克,苦参、地肤子各20克,白及、当归、炙大黄各10克。每日1剂,水煎取汁,分2次服用。具有清热解毒、祛湿止带等作用,适用于热毒炽盛型急性子宫颈炎。

(6)败酱草、红藤、蒲公英、紫花地丁各20克,赤芍、生地黄、泽泻各15克,黄芩、五灵脂各12克,柴胡、龙胆草、栀子各10克。每日1剂,水煎取汁,分2～3次服用。具有疏肝清热、利湿止带等作用,适用于湿毒内侵型慢性子宫颈炎。

(7)红藤、败酱草、紫草根各20克,苍术、黄芩各12克,茯苓、桃仁、莪术、赤芍各10克,甘草6克。每日1剂,水煎取汁,分2次服用。具有清热解毒、燥湿止带等作用,适用于湿毒内侵型慢性子宫颈炎。

(8)金银花、野菊花、土茯苓各20克,蒲公英、茵陈各15克,黄檗、泽泻、法半夏各10克,甘草6克。每日1剂,水煎取汁,分2次服用。具有清热解毒、燥湿止带等作用,适用于湿毒内侵型慢性子宫颈炎。

(9)蒲公英、白花蛇舌草、天葵子各20克,黄檗、苍术、牛膝各12克,赤芍、红花、甘草各10克。每日1剂,水煎取汁,分2次服用。具有利湿化瘀、解毒等作用,适用于湿毒内侵型慢性子宫颈炎。

(10)土茯苓30克,鸡血藤、忍冬藤、野菊花各15克,丹参、益母草、车前草各12克,甘草6克。每日1剂,水煎取汁,分2次服用。具有清热解毒、利湿化瘀等作用,适用于湿毒内侵型慢性子宫颈炎。

3. 子宫颈炎成药方

(1)银甲片。由金银花、鳖甲制成。每次4～5片,每日3次,温开水送服。具有清热解毒、滋阴止血等作用，适用于热毒炽盛型急性子宫颈炎。

（2）妇科千金片。由千斤拔、金樱根、当归、党参、穿心莲制成。每次6片，每日3次，温开水送服。具有清热解毒、强腰通络、补益气血、止带止痛等作用，适用于湿毒内侵型慢性子宫颈炎。

（3）妇平胶囊。由金荞麦、紫花地丁、败酱草、一枝黄花、杠板归、大血藤、莪术制成。每次2粒，每日3次，温开水送服。具有清热解毒、化瘀消肿、止带止痛等作用，适用于湿毒内侵型慢性子宫颈炎。

（4）龙胆泻肝丸。由龙胆草、黄芩、栀子、泽泻、木通、车前子、当归、生地黄、柴胡、生甘草制成。每次3～6克，每日2次，温开水送服。具有清肝胆、利湿热等作用，适用于湿热蕴结型急性子宫颈炎。

4. 子宫颈炎煎剂方

（1）马齿苋甘草颗粒剂。马齿苋350克，甘草50克，淀粉200克。前2味水煎取汁2次，合并药汁，浓缩至300毫升，加淀粉拌匀，制成颗粒剂，贮存备用。每次2克，每日2次，温开水送服。具有清热利湿、止带等作用，适用于湿热蕴结型急性子宫颈炎。

（2）土茯苓汤。土茯苓30克，鸡血藤、忍冬藤、薏苡仁各20克，丹参15克，车前草、益母草各10克，甘草6克。每日1剂，水煎取汁，分2次服用。具有清热利湿、解毒化瘀等作用，适用于湿毒内侵型慢性子宫颈炎。

5. 子宫颈糜烂局部用药方

（1）红藤生地煎。红藤、生地黄、乌梅、石榴皮各30克，蒲公英、忍冬藤、生地榆各20克。每日1剂，水煎取汁200～300毫升，徐徐灌注阴道20～30分钟，每日1～2次，连用5日为1个疗程。具有清热解毒、收敛止带等作用，适用于湿毒内侵型慢性子宫颈炎子宫颈糜烂。

（2）清宫散。金银花20克，儿茶15克，桃仁、蛇床子各9克，黄连、五味子、冰片粉、白矾粉、血竭末、滑石粉、轻粉各6克。前6味烘干，共研为细末拌匀，过100目筛，加后5味拌匀，贮存备用。

从月经后第4日开始,先用1%苯扎溴铵溶液冲洗子宫颈和阴道,用消毒棉签反复擦净穹窿和阴道,将涂有散剂并带线的棉球置于子宫颈糜烂处,线头留在阴道外,保留12小时,每日1次,连用7日为1个疗程。具有清热解毒、燥湿消腐、活血等作用,适用于湿毒内侵型慢性子宫颈炎子宫颈糜烂。

(3)西瓜霜。用干净棉球先擦净阴道和子宫颈分泌物,将西瓜霜喷敷在子宫颈糜烂处,隔日1次,月经期和月经前后各3日停用,用药期间禁止坐浴和性生活。具有清热消炎、收敛止带等作用,适用于湿毒内侵型慢性子宫颈炎子宫颈糜烂。

(4)菊参合剂。苦参、艾叶各15克,野菊花、蛇床子、百部、黄檗、苍术各10克。每日1剂,水煎取汁,分3次阴道灌洗和外洗,月经后第2～8日治疗为宜。具有清热解毒、燥湿止带等作用,适用于湿毒内侵型慢性子宫颈炎子宫颈糜烂。

(5)阴清浸润煎。红藤、乌梅、生地黄、石榴皮各30克,蒲公英、忍冬藤、生地榆各20克,仙鹤草、赤芍各15克,黄檗10克。每日1剂,水煎取汁,温热坐浴20～30分钟,每日1～2次,连用5日为1个疗程。具有清热利湿、收敛止带、解毒止痒等作用,适用于湿毒内侵型慢性子宫颈炎子宫颈糜烂。

(6)中药Ⅱ号粉。青黛45克,甘草30克,黄连、黄檗各20克,冰片12克,乳香、没药各10克,白矾6克。各味烘干,共研为细末拌匀,贮存备用。常规消毒会阴部,用小喷雾器于每晚睡前喷于阴道深处,外塞挂线棉球覆盖,24小时取出;从月经后第3～5日开始,隔日1次,连用3次为1个疗程;间隔3～5日,进行下1个疗程。具有清热燥湿、收敛止带、活血止痒等作用,适用于湿毒内浸型慢性子宫颈炎子宫颈糜烂。

(7)多花野牡丹煎。多花野牡丹干叶2 000克。首次加水没过面,水煎30分钟取汁;第2次加水没过面,水煎1小时取汁;合并药汁,浓缩至1 000毫升,装瓶备用。用窥阴器扩张阴道,以干棉球擦净子宫颈黏液,用浸湿药液的棉球覆盖子宫颈糜烂面,每日

1次。具有清热解毒、消炎利湿等作用，适用于湿毒内侵型慢性子宫颈炎子宫颈糜烂。

三、子宫颈炎食疗

1. 子宫颈炎饮食宜忌

（1）宜食富含维生素和纤维素食物。如新鲜蔬菜和水果，以利于大便通畅，及时将体内积聚的有害物质排出体外。

（2）湿热蕴结型急性子宫颈炎。宜食清热利湿、除湿止带等食物，如芹菜、荠菜、马兰头、菊花脑、香椿、马齿苋、苦瓜、冬瓜、鸡冠花、石榴皮、绿豆、赤小豆等。

（3）热毒炽盛型急性子宫颈炎。宜食清热解毒、化湿止带等食物，如金银花、蒲公英、野菊花、鱼腥草、马兰头、香椿、迎春花、杜鹃花、绿豆、赤小豆等。

（4）湿毒内侵型慢性子宫颈炎。宜食清热燥湿、收敛止带等食物，如法半夏、陈皮、黄连、黄檗、苍术、茯苓、荠菜、马兰头、菊花脑、鸡冠花、石榴皮等。

（5）注意饮食卫生、避免饥饱无度、忌食肥腻食物。否则，易损伤脾胃，不利于运化水湿，而使白带增多，不利于康复。

（6）忌食辛辣刺激性食物。如辣椒、辣酱、蒜、葱、韭菜、咖喱、芥末、可可、咖啡、烟、酒等，易加重病情。

2. 湿热蕴结型急性子宫颈炎食疗方

湿热蕴结型急性子宫颈炎主症、治则见前文介绍，以下食疗方，供酌情选用。

（1）茵陈、栀子各15克，车前子（布包）、牡丹皮各12克，茯苓、泽泻各10克，甘草6克，绿豆30克，大米60克，白糖适量。前7味水煎取汁，入大米煮化，入绿豆煮成粥，加白糖调味即可。每日1剂，分2次食用。

（2）苦参、栀子各15克，土茯苓、车前草各12克，猪茯苓、黄檗各10克，牛膝6克，赤小豆30克，粳米60克，白糖适量。前7味水煎取汁，入赤小豆煮化，入粳米煮成粥，加白糖调味即可。每日

1剂,分2次食用。

(3)马齿苋30克,土茯苓、泽泻各15克,黄檗、苍术各10克,香椿粗末、大米各60克,食盐、味精、色拉油各适量。前5味水煎取汁,入大米煮至粥将成,加其余各味拌匀煮成粥即可。每日1剂,分2次食用。

3. 热毒炽盛型急性子宫颈炎食疗方

热毒炽盛型急性子宫颈炎主症、治则见前文介绍,以下食疗方,供酌情选用。

(1)金银花、野菊花各30克,土茯苓、贯众各15克,椿根皮、炙大黄各10克,大米100克,白糖适量。前6味水煎取汁,入大米煮成粥,加白糖调味即可。每日1剂,分2次食用。

(2)蒲公英、紫花地丁各30克,苦参、连翘各15克,大黄10克,粳米100克,白糖适量。前7味水煎取汁,入粳米煮成粥,加白糖调味即可。每日1剂,分2次食用。

(3)金银花藤、制大黄各30克,茵陈、野菊花各15克,椿根皮12克,绿豆、大米各60克,白糖适量。前5味水煎取汁,入大米煮化,入绿豆煮成粥,加白糖调味即可。每日1剂,分2次食用。

4. 湿毒内侵型慢性子宫颈炎食疗方

湿毒内侵型慢性子宫颈炎主症、治则见前文介绍,以下食疗方,供酌情选用。

(1)龙胆草、土茯苓各20克,栀子、车前子(布包)各12克,柴胡、黄檗各10克,甘草6克,大米60克,白糖适量。前7味水煎取汁,入大米煮成粥,加白糖调味即可。每日1剂,分2次食用。

(2)夏枯草、栀子各20克,苦参15克,香附、泽泻、黄芩各10克,粳米100克,白糖适量。前6味水煎取汁,入粳米煮成粥,加白糖调味即可。每日1剂,分2次食用。

(3)龙胆草、车前草各20克,黄檗、青皮、陈皮各10克,绿豆30克,大米60克,白糖适量。前5味水煎取汁,入大米煮化,入绿豆煮成粥,加白糖调味即可。每日1剂,分2次食用。

第九章　子宫颈癌用药与食疗

子宫颈癌是指发生于子宫颈鳞状上皮或腺上皮的一种恶性肿瘤，分为子宫颈鳞癌、子宫颈腺癌和子宫颈小细胞癌等，以直接浸润和淋巴转移为主要转移途径。子宫颈癌发病年龄分布呈双峰状，多见于35～39岁和60～64岁，与早婚、早育、多产、性生活过于频繁、性生活不洁、性伴侣阴茎包皮过长、子宫颈糜烂、生殖道人类乳头状瘤病毒感染等有关。子宫颈癌主要临床表现为阴道出血，常为接触性阴道出血，多发生于性生活或妇科检查后；或绝经后不规则阴道出血，出血量可多可少；白带增多，呈白色或血性，稀薄似水样或米泔样，味腥臭，继发感染时可呈脓性白带伴恶臭；若至晚期（Ⅲ期、Ⅳ期），则出现下肢水肿疼痛、坐骨神经痛、尿频、尿急、血尿、肾盂积水、尿毒症、肛门坠胀、便秘、里急后重、贫血、恶病质等。

子宫颈癌临床分期（国际抗癌协会）：Ⅰ期，癌灶局限于子宫颈。Ⅱ期，癌灶超出子宫颈浸润阴道，但未达阴道下1/3，子宫旁组织浸润未达盆腔壁。Ⅲ期，癌灶浸润已达阴道下1/3，子宫旁组织浸润已达盆腔壁，有肾积水或尿毒症。Ⅳ期，癌灶淋巴转移超出真骨盆或浸润膀胱、直肠。

子宫颈癌属于中医学癥瘕、崩漏、带下、胞门积结等范畴。根据子宫颈癌临床表现，中医学将子宫颈癌辨证分为肝郁气滞型、湿热蕴毒型、肝肾阴虚型、脾肾阳虚型等施治。

一、子宫颈癌西医用药

1. 子宫颈癌防治原则

（1）减少高危因素，避免人类乳头状瘤病毒感染，对既往未感染过人类乳头状瘤病毒的女性，可预防性接种人类乳头状瘤病毒疫苗。

(2)早期诊治子宫颈上皮肉瘤样病变。

(3)Ⅰ期、Ⅱ期子宫颈癌,以手术治疗和放射治疗为主。

(4)Ⅲ期、Ⅳ期子宫颈癌,以化学治疗为主,但造血功能障碍禁用。

(5)中医治疗作为各期子宫颈癌的辅助治疗。

2. 子宫颈癌单药化学治疗用药方

(1)长春瑞滨,每次每平方米25～30毫克,0.9%氯化钠注射液50～100毫升稀释,静脉推注15～20分钟,第1、8日,每日1次,每3周为1个周期,连用2～3个周期。

(2)顺铂,每次每平方米50毫克,0.9%氯化钠注射液500毫升稀释,静脉滴注,第1日1次,每2周为1个周期。

(3)异环磷酰胺,每次每平方米1.2克,林格注射液250毫升稀释,静脉滴注,第1～3日,每日1次,每3～4周为1个周期。

(4)丝裂霉素,每次每平方米10毫克,25%葡萄糖注射液20毫升稀释,静脉推注,第1日1次,每3周为1个周期。

(5)氟尿嘧啶,每次每平方米0.25克,0.9%氯化钠注射液500毫升稀释,静脉滴注,第1、8日,每日1次,每2周为1个周期。

3. 子宫颈鳞癌联合化学治疗用药方

(1)FAVC方案。氟尿嘧啶,每次每平方米0.5克,0.9%氯化钠注射液500毫升稀释,静脉滴注或动脉灌注,第1、8日,每日1次;阿霉素,每次每平方米45毫克,25%葡萄糖注射液20毫升稀释,静脉推注或动脉灌注,第1、8日,每日1次;长春新碱,每次每平方米1毫克,25%葡萄糖注射液20毫升稀释,静脉推注,第1、8日,每日1次;环磷酰胺,每次每平方米0.1克,25%葡萄糖注射液20毫升稀释,静脉推注,第1日1次;每2周为1个周期。

(2)PVB方案。顺铂,每次每平方米50毫克,0.9%氯化钠注射液500毫升稀释,静脉滴注或动脉灌注,第1日1次;博来霉素,每次20毫克,25%葡萄糖注射液20毫升稀释,静脉推注或动脉灌注，第1～3日，每日1次；长春新碱，每次每平方米1毫克，25%葡萄糖注射液20毫升稀释，静脉推注，第1日1次；每2周为1个周期。

(3)BIP方案。异环磷酰胺，每次每平方米1.2克，林格注射液250毫升稀释，静脉滴注，第1～3日，每日1次；美司钠，每次按异环磷酰胺1/5量，25%葡萄糖注射液20毫升稀释，第0、4、8小时各静脉推注1次，第1～3日，每日1次；顺铂，每次每平方米20毫克，25%葡萄糖注射液20毫升稀释，静脉推注，或0.9%氯化钠注射液500毫升稀释，静脉滴注，第1～3日，每日1次；每3～4周为1个周期，连用2～3个周期。

4. 子宫颈腺癌联合化学治疗用药方

(1)MEP方案。丝裂霉素，每次每平方米10毫克，25%葡萄糖注射液20毫升稀释，静脉推注，第1日1次；顺铂，每次每平方米50毫克，25%葡萄糖注射液20毫升稀释，静脉推注，水化利尿，第1日1次；依托泊苷，每次0.1克，0.9%氯化钠注射液500毫升稀释，静脉滴注，第1、3、5日，每日1次；每3周为1个周期，连用3个周期。

(2)PM方案。顺铂，每次每平方米60毫克，0.9%氯化钠注射液500毫升稀释，静脉滴注，第1日1次；丝裂霉素，每次每平方米4～6毫克，0.9%氯化钠注射液500毫升稀释，静脉滴注，第1、5日，每日1次；每3周为1个周期，连用2～3个周期。

5. 子宫颈小细胞癌联合化学治疗用药方

(1)EP方案。依托泊苷，每次0.1克，0.9%氯化钠注射液500毫升稀释，静脉滴注，第1～4日，每日1次；顺铂，每次每平方米20毫克，25%葡萄糖注射液20毫升稀释，静脉推注，第1日1次；每3周为1个周期，连用3个周期。

(2)VAC方案。长春新碱，每次每平方米1毫克，0.9%氯化钠注射液500毫升稀释，静脉滴注，第1～2日，每日1次；阿霉素，每次每平方米40毫克，25%葡萄糖注射液20毫升稀释，静脉推注，第1日1次；环磷酰胺，每次每平方米0.6克，25％葡萄糖注射液20毫升稀释，静脉推注，第1日1次；每3周为1个周期，连用3个周期。

6. 子宫颈癌化学治疗联合放射治疗用药方

(1)羟基脲化学治疗联合放射治疗。羟基脲，每次每千克体重80毫克，每周2次，口服；盆腔外放射治疗每日5 000cGy，盆腔内放射治疗每日3 000cGy，对A点呈协同作用。

(2)顺铂化学治疗联合放射治疗。顺铂，每次每平方米20毫克，第1～5日，每日1次，口服，每3周为1个周期；盆腔外放射治疗，每日1.8～2.0cGy，每周5次，连用5周；盆腔内放射治疗，每日1.0～1.2cGy；A点总量达80cGy。

(3)紫杉醇联合放射治疗。紫杉醇，每次每平方米40毫克，0.9％氯化钠注射液500毫升稀释，静脉滴注，每周1次，连用5～7周。联合放射治疗同(1)。

(4)卡铂化学治疗联合放射治疗。卡铂，每次每平方米60～90毫克，0.9％氯化钠注射液500毫升稀释，静脉滴注，每周1次，连用5周。联合放射治疗同(2)。

(5)顺铂、卡铂化学治疗联合盆腔内放射治疗。①顺铂，每次每平方米50毫克，0.9％氯化钠注射液500毫升稀释，12小时持续静脉滴注，第1日1次；同时进行第1次盆腔内放射治疗(A点20～25Gy)。②卡铂，每次每平方米0.1～0.3克，0.9％氯化钠注射液500毫升稀释，静脉滴注，第8日1次，接着进行第2次盆腔内放射治疗(A点20～25cGy)。盆腔内放射治疗后2～3周，进行手术治疗或盆腔外放射治疗。

二、子宫颈癌中医用药

1. 子宫颈癌辨证施治方

(1)肝郁气滞型子宫颈癌。主症可见胸胁胀满、情绪郁闷或心烦易怒、小腹胀痛、口苦咽干，子宫颈糜烂，白带量多、色黄，阴道出血，舌质稍暗、舌苔厚或微黄，脉弦。宜采用疏肝理气、解毒散结等治则，方用逍遥散加减。药用半枝莲、白花蛇舌草、败酱草各15克，当归、柴胡、白芍、白术、青皮、陈皮、郁金、黄芩、茯苓各10克。每日1剂，水煎取汁，分2次服用。

（2）湿热瘀毒型子宫颈癌。主症可见小腹胀痛、大便干、小便黄，带下量多、色如米泔或黄、味臭，舌质暗红、舌苔白腻，脉弦数或弦滑。宜采用清热利湿、解毒化瘀等治则，方用四妙丸加减。药用薏苡仁、土茯苓、败酱草、蒲公英、半枝莲、白花蛇舌草各15克，牡丹皮12克，苍术、黄檗、牛膝各10克。每日1剂，水煎取汁，分2次服用。

（3）肝肾阴虚型子宫颈癌。主症可见头昏耳鸣、腰膝酸痛、手足心热、便秘尿赤、阴道出血，子宫颈呈结节样、菜花样或溃疡，舌质红、舌苔少或有剥苔，脉弦细。宜采用滋肾养肝、解毒清热等治则，方用知柏地黄丸合二至丸加减。药用女贞子、墨旱莲、山茱萸、七叶一枝花、半枝莲、大蓟、小蓟各15克，知母、黄檗、生地黄、山药各12克。每日1剂，水煎取汁，分2次服用。

（4）脾肾阳虚型子宫颈癌。主症可见神疲乏力、腰膝酸冷、纳少便溏、小腹胀坠，白带量多、质清稀，阴道出血，舌体胖、舌苔白润厚腻，脉细弱。宜采用健脾温肾、补中益气等治则，方用完带汤合真武汤加减。药用黄芪、生牡蛎、生龙骨、党参、白术、茯苓、山药各15克，补骨脂、升麻各12克，制附子10克，吴茱萸6克。每日1剂，水煎取汁，分2次服用。

2. 子宫颈癌秘验方

（1）菝葜60克，夏枯草、虎杖、丹参各30克，茯苓15克，白芍12克，柴胡、枳壳、郁金、青皮各10克。每日1剂，水煎取汁，分2次服用。具有疏肝解郁、活血清热等作用，适用于肝郁气滞型子宫颈癌。

（2）山药、白花蛇舌草、夏枯草各30克，白芍、合欢皮各20克，当归、郁金、茯苓、白术各15克，柴胡、青皮、枳壳各10克。每日1剂，水煎取汁，分2次服用。具有疏肝解郁、健脾利湿等作用，适用于肝郁气滞型、湿热瘀毒型子宫颈癌。

(3)白花蛇舌草、半枝莲各30克,铁树叶15克,白术、八月札、昆布各12克,炒白芍、当归、黄芪、郁金、莪术各10克,柴胡9克。每日1剂,水煎取汁,分2次服用。具有疏肝理气、活血攻毒等作用,适用于肝郁气滞型子宫颈癌。

(4)半枝莲、白花蛇舌草、败酱草各30克,蒲公英、白英各15克,柴胡、香附、当归、白芍、白术、土茯苓、苍术、川芎、栀子、茵陈、甘草各10克。每日1剂,水煎取汁,分2次服用。具有疏肝解郁、清毒利湿等作用,适用于肝郁气滞型子宫颈癌。

(5)土茯苓、蒲公英、半枝莲、白花蛇舌草各30克,牛膝、车前子(布包)、丹参、败酱草各15克,茵陈、黄檗、栀子、牡丹皮、猪茯苓、茯苓、泽泻、三棱、莪术、紫河车各10克。每日1剂,水煎取汁,分2次服用。具有清热解毒、健脾利湿、活血化瘀等作用,适用于湿热瘀毒型子宫颈癌。

(6)半枝莲、白花蛇舌草各30克,牛膝、薏苡仁各15克,黄檗、苍术、猪茯苓、茯苓、泽泻、白术各10克。每日1剂,水煎取汁,分2次服用。具有清热利湿、解毒化瘀等作用,适用于湿热瘀毒型子宫颈癌。

(7)土茯苓、败酱草、蒲公英、半枝莲、龙葵、车前草各30克,生薏苡仁、瞿麦各20克,赤芍、苍术、川朴、桑寄生各10克。每日1剂,水煎取汁,分2次服用。具有清热解毒、健脾利湿、活血化瘀等作用,适用于湿热瘀毒型子宫颈癌。

(8)生地黄、地骨皮、黄芩、阿胶、龟甲、牡蛎、牡丹皮、墨旱莲、藕节、棕榈炭、白花蛇舌草各15克。每日1剂,水煎取汁2次,合并药汁,分早晚2次服用,连用1个月为1个疗程。具有滋肾养阴、清热凉血等作用,适用于肝肾阴虚型子宫颈癌。

(9)熟地黄、山药、山茱萸、茯苓、泽泻、牡丹皮、黄檗、紫河车、夏枯草、白花蛇舌草、仙鹤草、续断、甘草各15克。每日1剂,水煎取汁,分2次服用。具有滋肾养肝、清热解毒等作用,适用于肝肾阴虚型子宫颈癌。

(10)薏苡仁、蒲公英、白花蛇舌草各 30 克,山药、生地黄、茯苓、白毛藤各 15 克,山茱萸 12 克,牡丹皮 6 克。每日 1 剂,水煎取汁,分 2 次服用。具有滋阴降火、清热解毒等作用,适用于肝肾阴虚型子宫颈癌。

(11)生地黄、半枝莲、白花蛇舌草各 30 克,山药、山茱萸各 12 克,茯苓、泽泻、牡丹皮、知母、五灵脂、赤芍、桃仁、丹参、黄药子各 10 克,蒲黄、黄檗各 6 克。每日 1 剂,水煎取汁,分 2 次服用,连用 15 日为 1 个疗程。具有滋养肝肾、清热解毒等作用,适用于肝肾阴虚型子宫颈癌。

(12)黄芪、白花蛇舌草、半枝莲各 30 克,附子、党参、干姜、白术、茯苓、白芍、五灵脂各 10 克,鹿角胶、蒲黄各 6 克。每日 1 剂,水煎取汁,分 2 次服用,连用 15 日为 1 个疗程。具有健脾温肾、益气固冲、清热解毒等作用,适用于脾肾阳虚型子宫颈癌。

(13)熟地黄、黄芪、白芍各 30 克,山药 15 克,山茱萸、泽泻各 12 克,人参、白术、茯苓各 10 克,炮附子、肉桂、牡丹皮各 6 克。每日 1 剂,水煎取汁,分 2 次服用,连用 15 日为 1 个疗程。具有温补脾肾、益气固冲等作用,适用于脾肾阳虚型子宫颈癌。

3. 子宫颈癌成药方

(1)宫颈癌片。由掌叶半夏制成。每次 2～3 片,每日 3 次,温开水送服。具有消肿散结等作用,适用于子宫颈癌前病变。

(2)六味地黄丸。由熟地黄、淮山药、山茱萸、泽泻、茯苓、牡丹皮制成。每次 10 丸,每日 3 次,温开水送服。具有滋补肝肾等作用,适用于肝肾阴虚型子宫颈癌。

(3)生血丸。由麝香、黄檗、炒白术、山药、白扁豆、紫河车制成。每次 5 克,每日 2～3 次,温开水送服。具有补肾健脾、填精补髓、益气生血等作用,适用于脾肾阳虚型子宫颈癌。

(4)贞芪扶正胶囊。由黄芪、女贞子制成。每次 3～4 粒,每日 3 次,温开水送服。具有提高人体免疫功能、减轻化学治疗和放射治疗反应、保护骨髓造血功能、升高白细胞等作用，适用于配合子宫颈癌手术治疗、化学治疗和放射治疗。

4. 子宫颈癌煎剂方

(1)参芪二术汤。太子参、焦白术、莪术、茯苓、车前子(布包)、冬瓜皮各30克，黄芪25克，穿山甲、白花蛇舌草各20克，鸡内金15克。每日1剂，水煎取汁，分2次服用，连用1个月为1个疗程。具有益气健脾、利湿消癥、破瘀抗癌等作用，适用于湿热瘀毒型子宫颈癌。

(2)龙胆二白汤。龙胆草、白花蛇舌草、白头翁各30克，半枝莲、贯众、地榆炭各20克，黄芩、栀子、泽泻、生地黄各15克，甘草10克。每日1剂，水煎取汁，分2次服用，连用1个月为1个疗程。具有清热利湿、清热解毒、止血止带、抗癌等作用，适用于湿热瘀毒型子宫颈癌。

(3)山根坎脐散。白花蛇舌草60克，山豆根、坎脐、贯众、黄檗各30克。每日1剂，水煎取汁，分2次服用。具有清热解毒、利湿化瘀等作用，适用于湿热瘀毒型子宫颈癌。

(4)活血解毒清热利湿方。土茯苓60克，生薏苡仁30克，当归尾24克，黄芪、金银花各15克，杜仲、赤芍、苍术、贯众、青木香、炒槟榔各12克，乳香、没药、甘草各9克，全蝎6克，蜈蚣2条。每日1剂，水煎取汁，分2次服用，连用30日为1个疗程。具有活血解毒、清热利湿、健脾温肾、祛瘀消肿等作用，适用于湿热瘀毒型子宫颈癌。

(5)龙虻消瘤丸。金银花、雄黄各30克，龙胆草15克，全蝎、蜂房、黄连各9克，水蛭、虻虫、人指甲、没药、黄檗各6克，海龙1条，白花蛇2条。后11味烘干，共研为细末拌匀，金银花水煎取汁泛为丸，雄黄为衣，贮存备用。每次10克，每日3次，温开水送服。具有清热利湿、清肝解毒、化瘀消积等作用，适用于湿热瘀毒型子宫颈癌。

(6)莲苓汤。半枝莲、土茯苓、薏苡仁、白英各30克，蒲公英

15 克，白术 12 克，当归、阿胶、甘草各 9 克。每日 1 剂，水煎取汁，分 2 次服用，连用 30 日为 1 个疗程。具有清热解毒、健脾利湿等作用，适用于湿热瘀毒型子宫颈癌。

5. 子宫颈癌局部用药方

(1)宫颈Ⅰ号栓。枯矾、雄黄、没药、人工牛黄各等份。各味烘干，共研为细末拌匀，水泛为栓，每粒 10 克，贮存备用。每次 1 粒，用窥阴器暴露子宫颈，将药栓置于子宫颈外口，与癌灶紧密相贴，用大棉球覆盖，每周 2 次。具有清热利湿、解毒化瘀等作用，适用于湿热瘀毒型子宫颈癌。

(2)黄白散。雄黄、白矾、官粉、冰片、五倍子各 60 克，大黄、藤黄、轻粉、桃仁各 30 克，硇砂 3 克，麝香 1.5 克。各味烘干，共研为细末拌匀，贮存备用。每次用带线棉球蘸取药末，塞于子宫颈癌灶处，每周 2 次。具有清热解毒、化瘀消积等作用，适用于湿热瘀毒型子宫颈癌。

(3)栓散剂。硇砂、三七各 15 克，生贯众 5 克，红升丹、冰片、麝香各 2.5 克。各味烘干，共研为细末拌匀，过 100 目筛成散剂，阿胶溶液泛为栓，每粒 10 克，贮存备用。每次 1 粒，用窥阴器暴露子宫颈，将药栓塞于子宫颈内，用带线棉球蘸取药末，塞于子宫颈癌灶处，每周 2 次。具有清热消癥、抗癌等作用，适用于湿热瘀毒型子宫颈癌。

(4)信枣散。信石、红枣(去核)、冰片各等份。信石、红枣熔制成粉块，与冰片共研为细末拌匀，过 100 目筛，贮存备用。每次用带线棉球蘸取药末，塞于子宫颈癌灶处，每周 2 次。具有解毒抗癌等作用，适用于湿热瘀毒型子宫颈癌。

三、子宫颈癌食疗

1. 子宫颈癌饮食宜忌

(1)子宫颈癌Ⅰ期、Ⅱ期。因对消化道影响较小，尽可能通过饮食补充营养，宜食富含蛋白质、糖、脂肪、维生素等食物。

(2)子宫颈癌Ⅲ期、Ⅳ期。宜食富含蛋白质和高热量食物，如牛奶、牛肉、蛋、鱼、山药、薏苡仁、黑木耳、银耳、菠菜、空心菜、苋菜、胡萝卜、苹果等。

(3)子宫颈癌手术治疗后。易导致气血两虚,宜食补益气血食物,如猪瘦肉、猪肝、动物血、黄芪、薏苡仁、阿胶、桂圆、桑葚、芝麻等。

(4)子宫颈癌放射治疗后。易导致阴血两虚,宜食补阴补血食物,如牛肉、猪肝、猪血、黑木耳、菠菜、空心菜、石榴、菱角、枸杞子、当归等。若因放射治疗引起膀胱刺激性炎症或直肠炎,则宜食清热利湿、滋阴解毒食物,如冬瓜、西瓜、荸荠、莲藕、丝瓜、鱼腥草、薏苡仁、扁豆、赤小豆、绿豆等。

(5)子宫颈癌化学治疗时。宜食健脾补肾食物,如山药、薏苡仁、动物肝、动物血、胎盘、阿胶、枸杞子、莲藕、香蕉等。若出现消化道化学治疗反应,宜食健脾和胃食物,如姜汁、甘蔗汁、乌梅、金橘、金橘饼等。

(6)肝郁气滞型子宫颈癌。宜食疏肝行气、化瘀消癥食物,如金橘、金橘饼、橘核、橘络、青皮、陈皮、桃仁、山楂、茉莉花、佛手花、槐花、萝卜等。

(7)湿热瘀毒型子宫颈癌。宜食清热利湿、解毒化瘀食物,如荠菜、马兰头、菊花脑、香椿、马齿苋、鱼腥草、苦瓜、冬瓜、绿豆、赤小豆、鸡冠花、石榴皮等。

(8)肝肾阴虚型子宫颈癌。宜食滋肾养肝、清热解毒食物,如鸭、甲鱼、乌龟、蚌、牛奶、桑葚、枸杞子、金银花、蒲公英等。

(9)脾肾阳虚型子宫颈癌。宜食健脾温肾、补中益气食物,如羊肉、雀肉、牛肉、牛肚、鲫鱼、鲈鱼、荔枝、大枣、樱桃、西米、薏苡仁、饭豇豆、白扁豆、芡实、菱角等。

(10)子宫颈癌与胡萝卜素、维生素缺乏有关。宜食富含β-胡萝卜素食物,如红心甜薯、黄胡萝卜、韭菜、荠菜、菠菜、油菜、莴笋叶等;宜食富含维生素A食物,如羊肝、牛肝、鸡肝、鸭肝、河蟹、黄鳝、鸡蛋、鸭蛋等;宜食富含维生素C食物,如刺梨、西印度樱桃、鲜枣、猕猴桃、广西沙田柚、山楂、辣椒、红柿椒、菜花等。

(11)子宫颈癌忌食肥腻甘厚、辛辣香窜、油煎烤炸等生湿、生痰、燥热和易导致出血食物。

(12)子宫颈癌白带量多。若白带呈水样,忌食生冷寒凉、坚硬难消化食物;若白带黏腻、味臭,忌食滋腻食物。

2. 肝郁气滞型子宫颈癌食疗方

肝郁气滞型子宫颈癌主症、治则见前文介绍,以下食疗方,供酌情选用。

(1)半枝莲、败酱草各 15 克,柴胡、青皮、白术、当归、黄芩、茯苓各 10 克,大米 60 克,红糖适量。前 8 味水煎取汁,入大米煮成粥,加红糖调味即可。每日 1 剂,分 2 次食用。

(2)白花蛇舌草、蒲公英各 30 克,柴胡、郁金各 12 克,白芍、黄檗、泽泻各 10 克,粳米 60 克,红糖适量。前 7 味水煎取汁,入粳米煮成粥,加红糖调味即可。每日 1 剂,分 2 次食用。

(3)半枝莲、金银花各 30 克,白术、苍术、猪茯苓各 12 克,柴胡、香附各 10 克,大米 60 克,红糖适量。前 7 味水煎取汁,入大米煮成粥,加红糖调味即可。每日 1 剂,分 2 次食用。

3. 湿热瘀毒型子宫颈癌食疗方

湿热瘀毒型子宫颈癌主症、治则见前文介绍,以下食疗方,供酌情选用。

(1)半枝莲、败酱草各 30 克,薏苡仁、土茯苓各 15 克,苍术、黄檗、牛膝、赤芍各 10 克,大米 60 克,红糖适量。前 8 味水煎取汁,入大米煮成粥,加红糖调味即可。每日 1 剂,分 2 次食用。

(2)白花蛇舌草、蒲公英各 30 克,冬瓜仁、土茯苓各 15 克,牡丹皮、黄檗、苍术、丹参各 10 克,粳米 60 克,红糖适量。前 8 味水煎取汁,入粳米煮成粥,加红糖调味即可。每日 1 剂,分 2 次食用。

(3)白花蛇舌草、半枝莲各 30 克,土茯苓、益母草各 15 克,苍术、黄檗、牛膝各 10 克,冬瓜丁(去皮)、大米各 60 克,红糖适量。前 7 味水煎取汁,入大米煮化,入冬瓜丁煮成粥,加红糖调味即可。

每日1剂，分2次食用。

4. 肝肾阴虚型子宫颈癌食疗方

肝肾阴虚型子宫颈癌主症、治则见前文介绍，以下食疗方，供酌情选用。

(1)生地黄、半枝莲、小蓟各20克，山茱萸、泽泻、女贞子各12克，知母、黄檗各10克，鲜山药丁(去皮)、芡实米、大米各30克，白糖适量。前8味水煎取汁，入芡实米、大米煮化，入鲜山药丁煮成粥，加白糖调味即可。每日1剂，分2次食用。

(2)生地黄、牡丹皮、小蓟各15克，茯苓、墨旱莲、当归各12克，知母、黄檗各10克，西米、粳米各50克，白糖适量。前8味水煎取汁，入西米、粳米煮成粥，加白糖调味即可。每日1剂，分2次食用。

(3)生地黄、白花蛇舌草各20克，山药、七叶一枝花、大蓟各12克，知母、黄檗、枸杞子各10克，粟米60克，白糖适量。前7味水煎取汁，入粟米煮化，入枸杞子煮成粥，加白糖调味即可。每日1剂，分2次食用。

5. 脾肾阳虚型子宫颈癌食疗方

脾肾阳虚型子宫颈癌主症、治则见前文介绍，以下食疗方，供酌情选用。

(1)黄芪、生牡蛎各20克，党参、白术、茯苓各12克，吴茱萸、升麻、制附子各10克，鲜山药丁(去皮)、大米各60克，白糖适量。前8味水煎取汁，入大米煮化，入鲜山药丁煮成粥，加白糖调味即可。每日1剂，分2次食用。

(2)黄芪、太子参、生龙骨各20克，白术、泽泻、补骨脂各12克，柴胡、肉桂各10克，粳米100克，白糖适量。前8味水煎取汁，入粳米煮成粥，加白糖调味即可。每日1剂，分2次食用。

(3)黄芪、党参、生牡蛎、生龙骨各15克，吴茱萸、升麻、桂枝、干姜各10克，薏苡仁、大米各50克，白糖适量。前8味水煎取汁，入薏苡仁煮化，入大米煮成粥，加白糖调味即可。每日1剂，分2次食用。